神経心理学コレクション

シリーズ編集
山鳥　重
河村　満
池田　学

病理から見た神経心理学

石原　健司
東京都医学総合研究所・昭和大学 神経内科

塩田　純一
汐田総合病院・昭和大学兼任講師 神経内科

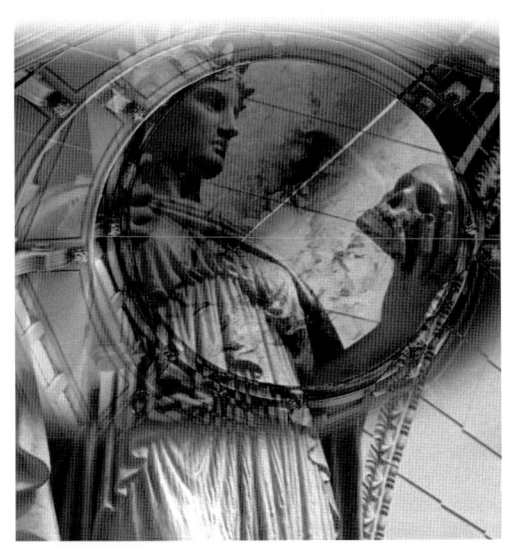

医学書院

病理から見た神経心理学〈神経心理学コレクション〉

発　　行　2011年 5 月15日　第 1 版第 1 刷Ⓒ
著　　者　石原健司・塩田純一
　　　　　いしはらけんじ　しおたじゅんいち
発行者　　株式会社　医学書院
　　　　　代表取締役　金原　優
　　　　　〒113-8719　東京都文京区本郷 1-28-23
　　　　　電話 03-3817-5600（社内案内）

印刷・製本　三美印刷

本書の複製権・翻訳権・上映権・譲渡権・公衆送信権（送信可能化権を含む）
は㈱医学書院が保有します．

ISBN978-4-260-01324-6

JCOPY　〈㈳出版者著作権管理機構　委託出版物〉
本書の無断複写は著作権法上での例外を除き禁じられています．
複写される場合は，そのつど事前に，㈳出版者著作権管理機構
（電話 03-3513-6969，FAX 03-3513-6979，info@jcopy.or.jp）の
許諾を得てください．

序

　本書は高次脳機能障害がみられた症例について，病理学的に検討した結果，どのようなことがわかったかについてまとめたものです。収録した症例の多くは認知症を主体とする神経変性疾患であり，臨床診断の難しさを実感されることと思います。また変性疾患以外にも，神経心理学の立場から問題点がある症例についても収録しました。

　現在のように画像検査の手法が発展すると，精度の高い臨床診断を下すことができるようになり，病理学的な検索を行う機会は減少しているようです。しかし神経学の歴史を紐解けば，つい数十年前に至るまで，神経疾患の診断は病理学的検索に委ねられていたことがわかります。「アルツハイマー病」に名を残すアルツハイマーは，興味深い症状がみられた認知症症例について，年余をかけて神経学的所見を追跡し，病理所見から新たな知見を見出しました。「ブローカ失語」に名を残すブローカは，失語症症例の病変を剖検脳で確認し，症候と病巣の関係について明らかにしました。神経学の領域で最終的な診断方法が病理学的な検索に委ねられていることは，現在でも変わりません。

　本書で取り上げた症例の多くは，以前より筆者らが参加している汐田神経心理カンファレンスで神経心理学的な問題点について討議し，昭和大学神経内科のCPCで臨床と病理の対応について検討したものです。神経心理学，臨床神経学の立場よりご教示を賜った昭和大学神経内科・河村満先生，神経病理学の立場よりご教示を賜った自治医科大学神経内科・中野今治先生のお二方には，改めて感謝申し上げます。また，各症例の掲載にあたっては，多くの先生方からのご教示，ご協力を賜りました。ここにお名前を挙げさせて頂きます。

東北大学大学院・北本哲之先生，愛知医科大学加齢医科学研究所・橋詰良夫先生，同・吉田眞理先生，東京都医学総合研究所・新井信隆先生，九州大学大学院神経病理・佐々木健介先生，昭和大学神経内科・(故)杉田幸二郎先生，昭和大学横浜市北部病院内科・福井俊哉先生，慶應義塾大学精神神経科・三村將先生，川崎協同病院神経内科・荒木重夫先生，同リハビリテーション科・井堀奈美先生，汐田総合病院神経内科・鈴木義夫先生，同・南雲清美先生，同・宮澤由美先生，同・古谷力也先生，城南ホームケアクリニック・長谷川幸祐先生，ほか昭和大学神経内科スタッフの先生方。

　最後に，本書の企画から刊行まで，遅々として進まない執筆作業を激励頂いた医学書院編集部・樋口覚さん，編集作業に携わって頂いた松本哲さん，表紙と装丁を担当頂いた木村政司さんに，この場を借りてお礼申し上げます。

　本書の校正作業が終了しようかという3月11日に，東北関東大震災が発生しました。被災された方々に謹んでお見舞い申し上げますとともに，一日も早く復興されますことを心よりお祈り申し上げます。

2011年4月

石原健司

目次

序 ……………………………………………………………………………… i

序 論　「病理学的検索」とは？ ……………………………………… 1

1. 病理学的検索の実際 ………………………………………………… 2
   - ブレインカッティング(brain cutting) ……………………… 2
   - 代表的な組織作製部位 …………………………………………… 3
   - 組織標本の観察 …………………………………………………… 4
   - CPCと病理学的診断 ……………………………………………… 5
   - 神経心理学と神経病理学 ………………………………………… 6
2. 神経病理学の論文を紐解く際の基本的な知識 ………………… 8
   - 染色方法の用語 …………………………………………………… 8
   - 解剖の用語 ………………………………………………………… 9
   - 病理所見の用語 …………………………………………………… 10

総 論　認知症性疾患の臨床神経病理学 …………………………… 13

1. 古典的ピック病あるいは前頭側頭葉変性症の臨床病理 ………… 14
   - A．はじめに：2つのFTD ……………………………………… 14
   - B．臨床病理学的検討の変遷 …………………………………… 15
   - C．多数例を対象とした臨床病理学的検討 …………………… 17
     1. ホッジス Hodges らの検討 ……………………………… 18
     2. カーテス Kertesz らの検討 ……………………………… 18
     3. ジョセフス Josephs らの報告 …………………………… 19

         4. ジョセフス Josephs らの報告，カーンズ Cairns らの報告：
            新しい疾患概念 ………………………………………………… 20
         5. TDP-43 の発見を踏まえた FTD の病理診断基準 ……… 21
         6. スノードン Snowden らの報告 ……………………………… 22
      D. その後に追加された知見(FTLD-FUS) ……………………… 22
      E. 現時点での FTLD の区分と命名法について ……………… 23
   2. アルツハイマー病の臨床病理学的検討 …………………………… 35
      A. 後部皮質萎縮症(PCA)：Benson らの報告 ………………… 35
         1. Renner らの報告 ……………………………………………… 37
         2. Tang-Wai らの報告 …………………………………………… 37
      B. 前頭葉型アルツハイマー病 …………………………………… 38
         1. Johnson らの報告 …………………………………………… 38
         2. Grossman らの報告 ………………………………………… 39
      C. 非特異的な臨床病理所見を呈するアルツハイマー病 ……… 40

各論　神経心理学的 CPC …………………………………………… 45

【症例 1】　進行性の失行がみられた 70 歳男性例 ………………… 46
【症例 2】　パーキンソン症状で発症し，多彩な巣症状がみられた
　　　　　 79 歳女性例 ……………………………………………… 64
　　レヴィ小体型認知症の診断基準 ………………………………… 71
　　自己身体定位失行 ………………………………………………… 72
【症例 3】　臨床的に単純ヘルペス脳炎と診断された 63 歳男性例 ‥ 73
【症例 4】　臨床的にピック病と診断された 54 歳男性例 ………… 81
【症例 5】　急性に認知機能障害をきたした 48 歳男性例 ………… 94
【症例 6】　特徴的な MRI 所見がみられた進行性認知症の 77 歳
　　　　　 女性例 …………………………………………………… 103
【症例 7】　前部弁蓋部症候群で発症した 59 歳女性例 …………… 117
　　進行性前部弁蓋部症候群 ………………………………………… 125
　　進行性失構音 ……………………………………………………… 125
　　好塩基性封入体 …………………………………………………… 126

【症例 8】	認知症症状とともに幻視が目立った 75 歳女性例 ………	131
【症例 9】	非典型的な画像所見がみられた 50 歳男性例 ……………	135
【症例 10】	当初は脊髄小脳変性症と診断され，左右差のある上肢のジストニー肢位がみられた 72 歳男性例 …………	144

 皮質下性認知症 …………………………………………………… 152
 PSP の臨床病理学的検討について ……………………………… 153
 PSP と小脳症状 …………………………………………………… 153

【症例 11】	前頭側頭葉の進行性萎縮がみられた 67 歳男性例 ………	156
【症例 12】	人工硬膜使用歴のある 67 歳男性例 ………………………	165
【症例 13】	前方型・後方型の区別が困難な認知症症状がみられた 54 歳女性例 ………………………………………………	175
【症例 14】	発症早期に書字障害がみられた運動ニューロン疾患の 75 歳女性例 ………………………………………………	184
【症例 15】	1 年で認知機能が急速に悪化した筋萎縮性側索硬化症の 78 歳女性例 ………………………………………………	195
【症例 16】	進行性失語の臨床像を示した 72 歳男性例 ………………	205

 CBD の診断 ………………………………………………………… 215
 病理学的に CBD と診断された症例の臨床経過 ………………… 217
 CBD の臨床症状 …………………………………………………… 218

少し長いあとがきに代えて …………………………………………… 221

 臨床診断と病理診断 ……………………………………………… 221
 神経病理とのかかわり …………………………………………… 221
 認知症関連疾患の診断 …………………………………………… 223
 大脳の症候学 ……………………………………………………… 223
 神経画像など ……………………………………………………… 225
 神経病理の進歩 …………………………………………………… 226
 今後の展望 ………………………………………………………… 226

コラム

FTLDの臨床病理　Snowdenらより	30
Constantinidisらによるピック病の臨床病理学的分類	56
Langらによる「頭頂葉型ピック病」報告例の抄訳	60
長い経過をたどるCJD症例(Brownらの報告)	110
CJDにおける認知機能障害(Snowdenらの報告)	111
孤発性CJD症例の分子生物学的分類(Parchiらの報告)	114
MV2型CJDの臨床的特徴(Krasnianskiらの報告)	115
孤発性CJDの分子生物学的分類(2009年の報告)	115
進行性失構音(Broussolleらの報告)	127
前部弁蓋部症候群，フォア・シャヴァニ・マリー症候群	130
PSPと"humming-bird" sign(ハチドリサイン)	155
急速に進行した認知症症例の臨床病理学的検討（Josephsらの報告）	172
CJDのMRI拡散強調画像で高信号を呈する病理学的背景（Geschwindらの報告）	174
Exnerの書字中枢	193
原発性側索硬化症(primary lateral sclerosis ; PLS)	193
CBDとPSPとの病理学的な相違	219

索引　229

〔装丁デザイン・表紙写真(シカゴ・フィールド自然史博物館)撮影：木村政司〕

序 論
「病理学的検索」とは？

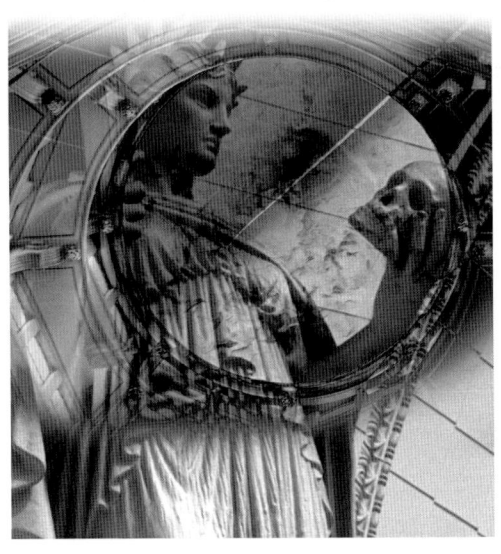

1. 病理学的検索の実際

　病理所見の報告書や，臨床病理カンファレンス(clinicopathological conference；CPC)で目にする病理写真が，臨床とどのように関係しているのか，臨床現場で患者と接している立場では見当もつかない。筆者も研修医の時代に神経病理カンファレンスに出席したことが何度かあるが，説明を聞けば肉眼所見はある程度理解できても，組織所見になると聞いたこともない染色方法が何種類も登場することに驚き，呈示されているスライドが脳のどこで，どのような所見が示されているのか，皆目わからなかった。また，剖検時に採取された脳組織が，どのようにして組織標本となり，顕微鏡での観察対象となるのか，そのプロセスも全く知らなかった。東京都神経科学総合研究所（神経研）で実際に組織標本を作製するという経験を通して，剖検から検鏡（顕微鏡で組織標本を観察すること）に至る一連のプロセスを，ようやく体系的に理解することができた。呈示された組織写真がどのような意味を持つのか，病理所見と臨床を関連づけて理解するために知っておくべきことが何であるのか，簡単に紹介したい。

ブレインカッティング(brain cutting)

　剖検時に採取された脳組織は，まずホルマリンで固定される。固定とは，組織がそれ以上の変化をしないように加える，化学的な防腐処置と考えてよい。最低でも2週間以上，ホルマリンに浸すことで，「組織としてこれ以上変化しない状態」となる。
　固定が完了した脳組織は，肉眼的な検索を受ける。下記の点などがチェックされ，それぞれについて所見として記録される。
・重さはどうか？（健常例では1,300〜1,400 g。もちろん加齢によって減少する）
・色調はどうか？（出血や挫傷の跡はみられないか？）

・硬さはどうか？（脳梗塞の跡は組織が柔らかく，腫瘍は硬くなる）
・各部のバランスはとれているか？（特定の脳葉だけが小さくなっている―限局性の脳萎縮―ことはないか？）
・血管の状態はどうか？（動脈硬化や動脈瘤の所見はないか？）

　次に，組織標本を作製するための準備も兼ねて，脳に割を入れる。一般的にはMRIの冠状断と同じ方向に割面を作ることが多いが，画像との対応を調べる場合などには水平断の割面を作ることもある。大脳は10～14程度の断面に切り分けることが多い。各断面の厚さは1cm程度である。また脳幹や小脳，脊髄についても，大脳と同様に割面を作製する。それぞれの割面について，肉眼的な所見を記載する。以上のような肉眼的検索を，ブレインカッティングと呼ぶ。後述のCPCと同様に，カンファレンスの形式で行われる。

　ブレインカッティングの後に，必要とされる部位から組織を切り出し，組織標本を作製する作業に入る。固定された状態の脳組織をそのままの姿で顕微鏡を用いて観察しても，無色であるため所見をとることができない。組織の状態を可視化するための作業が染色である。また染色した組織が通常の光学顕微鏡で観察できるためには，光線が透過できる程度の厚さでなければならない。そのため，染色の作業に先立って，脳組織を薄く切ることが必要となる（通常の脳組織標本は7～10μm程度の厚さである）。

　さらに，ホルマリンで固定した脳組織をパラフィンと呼ばれる蝋の一種に封じ込め，半永久的に組織が変性せず，必要に応じていつでも薄く切った切片を得られるような状態とする。この過程を包埋という。固定→脱水→包埋→薄切→染色という一連の作業工程を経て，ようやく顕微鏡で観察することが可能な組織標本が完成する。

代表的な組織作製部位

　中枢神経系は，部位によって組織の構造や機能が全く異なっている。したがって脳の全部位について組織切片を作製し検索するのが理想である

が，大脳の前後径が 20 cm とすると，10 μm の厚さの切片は 200,000 μm ÷ 10 μm/枚 = 20,000 枚も作製する必要が出てくる。しかし隣接した切片同士で所見が大きく異なる可能性は非常に低い。診断に必要な代表的な脳部位から切り出した組織切片から得られる所見をもとにして，総合的に判断するのが現実的である。

切り出しを行うのは，次に示すような部位である。

・大脳皮質および白質：前頭葉(前頭前野と中心前回では構造が異なるので，通常は 2〜3 切片切り出す)，側頭葉(側頭葉極は別個に切り出すことが多い)，頭頂葉，後頭葉(鳥距溝周囲の一次視覚野を含むように切り出す)，脳梁
・辺縁系：扁桃体，海馬(前方と後方では形態が異なるので，両者を別々に切り出すことが多い)，帯状回，乳頭体
・基底核：尾状核，被殻，淡蒼球，視床下核
・視床(前方と後方では亜核の構成が異なるので，両者を別々に切り出すことが多い)
・脳幹：中脳，橋，延髄
・小脳：虫部，半球
・脊髄：頸髄，胸髄，腰髄，仙髄

大脳の場合は 1 枚の組織切片に上記のうち複数の部位が含まれるので，各脳葉や脳幹で複数箇所から切り出しても，1 症例あたり 20 個前後の標本(パラフィンブロック)を作製することが多い。

組織標本の観察

染色が終了した標本は，ようやく光学顕微鏡での観察対象となる。観察の際には，正常の所見を念頭に，次のような点に注意して所見をとる。

・まず，組織標本を肉眼的に眺めて，「その脳部位にふさわしい色調」を呈しているか？　これは特に KB 染色標本やホルツァー染色標本を見る際に意識する点である。

・弱拡大で観察し,「その脳部位にふさわしい細胞構成」になっているか？　神経細胞とグリア細胞の比率はどうか？　過剰なグリア細胞はみられないか？　細胞の並び方に違和感はないか？　線維成分の比率はどうか？
・中拡大で観察し,核や細胞内に通常はみられないような構造(封入体)はないか？　細胞の形状や色調に異常はないか？　線維成分の形状や色調に異常はないか？
・強拡大で観察し,封入体の細かい形状はどのようになっているか？

CPCと病理学的診断

　CPCでは,まず臨床側から患者の臨床経過,画像を含めた検査所見などが呈示され,臨床診断が述べられる。次いで病理側から肉眼所見,組織所見が述べられ,最終的な病理診断が述べられる。その後,臨床診断の妥当性(臨床と病理で診断が異なる場合は,なぜ両者が乖離したのか),文献的な検討結果などについてディスカッションが行われる。筆者が参加している昭和大学神経内科のCPCでは1症例あたり平均約1時間,ディスカッションが白熱すると1時間半程度のカンファレンスとなることが多い。

　CPCでの病理所見の呈示は,おおよそ次のような順序でなされる。
1) 肉眼所見について,ブレインカッティング時の写真,所見を示す
　　はじめに固定後の脳の全体を,脳重量とともに呈示し,外表からの所見について述べる。次に,割面を作製した後の状態について,写真と所見を呈示し,所見を述べる。
2) 組織所見について,観察時の手順に従って所見を示す
　　まず組織標本を肉眼的に眺めた所見について,写真とともに呈示する(これをセミマクロ所見と称している)。次いで弱拡大～強拡大に倍率を上げながら,検鏡の結果得られた所見を写真とともに呈示する。顕微鏡写真を作製する手段がフィルムに限られていた時代には,35ミリ

スライドの写真を1枚ずつ映写することが多かったが，顕微鏡写真で高解像度のデジタル画像が得られるようになり，プレゼンテーションのためのソフトウェアも充実している現在では，正常対照と並べて異常所見であることが一見でわかるように示す，何種類かの染色所見を1画面で示す，動画機能を用いて弱拡大～強拡大の所見を1画面で示す，などの操作も可能となった．その分，出席者にも所見をわかりやすく説明することができるようになっている．

3) 最後に，肉眼的所見，組織所見を踏まえて，最終的な病理診断を示す．

神経心理学と神経病理学

　今日のように，学問が細分化され，各分野での専門性が明確になってくると，臨床医学である神経心理学と，基礎医学的な色彩の濃い神経病理学とは，異質な分野のように感じられる方も多いと思われる．しかし，認知症の代表であるアルツハイマー病やピック病を最初に記載した Alzheimer，Pick らの神経学者は，両者に精通しており，それぞれの所見をもとにして新たな疾患概念を打ちたてたといえる．臨床に従事する神経内科医が，両者を知っておく意義については，本書の「少し長いあとがきに代えて」(221頁)を参照いただきたい．

　神経病理学が決定的な役割を果たすのは，おそらく変性疾患の診断においてであろう．CTやMRIなどの画像診断が発達してきた現在では，脳血管障害例で臨床診断と病理診断が乖離することはほとんどない．また，脳血管障害では何回も再発を繰り返す結果，終末期においては病巣と症候との因果関係を論じることが難しいといった問題もある．このため，高次脳機能障害を呈した脳血管障害例で神経病理学的な検討を行う機会は，以前よりもずっと少なくなっている．反対に変性疾患では，臨床診断と病理診断が乖離することもしばしば経験される．臨床症状と画像所見，経過から導かれた診断が，病理学的にも正しかったのか？　という点については，臨床家であれば誰もが関心を持っていると思われる．

神経変性疾患の診断は，この数年間で様変わりしているように感じられる。従来は基本となる染色方法(HE染色，KB染色，ボディアン染色，ホルツァー染色)の組み合わせにより，変性部位とその程度をもとに，また一部の疾患では特徴的な所見(例えば，パーキンソン病やレヴィ小体型認知症の診断におけるエオジン好性の神経細胞内封入体，筋萎縮性側索硬化症の診断におけるエオジン好性の運動神経細胞内封入体，ピック病の診断における嗜銀性の神経細胞内封入体など)をもとに，病理診断を行っていた。しかし現在では，それらの所見に加えて，変性の原因となるタンパク質を標的として，免疫組織化学的な方法により診断する，という方法が主流となっている。特に，神経心理学と関係の深い認知症性疾患の診断では，タウ，TDP-43，FUSという3種類のタンパク質で疾患カテゴリーを分類し，それぞれの下位分類として具体的な疾患(例えば，タウタンパクであれば，アルツハイマー病やピック病など)を位置づけるという方法が主流となっている。具体的な内容については，総論を参照いただきたい。

2. 神経病理学の論文を紐解く際の基本的な知識

染色方法の用語

- HE 染色(ヘマトキシリン・エオジン染色)：最も一般的な染色方法。神経細胞やグリア細胞の核は紫色に，細胞体や細胞の周囲(ニューロピル，生地と呼ばれる)はピンク色に染色される。正常の神経細胞(特に運動神経細胞)の胞体に存在するニッスル Nissl 小体は紫色に染色される。神経細胞では周囲との境界がはっきりとわかる場合が多いが，グリア細胞では必ずしも境界は明瞭でなく，核を手がかりにして所見を得ることが多い。
- KB 染色(クリューバー・バレラ染色)：神経系の染色ではほぼルーチンに行われる染色方法。LFB(ルクソールファストブルー)で髄鞘が青色に染色され，その後にニッスル染色を併用することで神経細胞が紫色に染色される。皮質と白質，神経核と周囲の白質が明瞭に染め分けられるので，組織標本の部位の同定や細胞脱落の有無を調べるのに必要不可欠な染色方法である。
- Bodian(ボディアン)染色：嗜銀染色の一種であり，軸索が濃い褐色に染色される。軸索の変化をきたす疾患では必須の染色方法である(例えば ALS の錐体路病変など)。また KB 染色では染色性の低下がみられるが，ボディアン染色では軸索が保たれている，という場合には脱髄病変を考える。神経原線維変化，ピック球，老人斑などの構造物も明瞭に染色されるため，変性疾患でも有用な染色方法である。
- Holzer(ホルツァー)染色：グリオーシスの部位が特異的に紫色に染め出される。視覚的に訴える染色方法であるが，発癌性のあるアニリンを使用するため，ルーチンで施行している施設は多くない。

- **Gallyas-Braak（ガリアス・ブラーク）染色**：嗜銀染色の一種で，アルツハイマー神経原線維変化，老人斑，アストロサイト斑，房状アストロサイト，嗜銀性スレッド，コイル状小体，嗜銀性顆粒などが明瞭に染色される。特にアストロサイト斑，房状アストロサイトは他の染色方法では可視化されることがなく，嗜銀性顆粒も他の染色では同定が困難であるため，大脳皮質基底核変性症（corticobasal degeneration；CBD），進行性核上性麻痺（progressive supranuclear palsy；PSP），嗜銀顆粒性認知症（argyrophilic grain disease；AGD）を考えた場合には必須の染色方法である。
- **免疫染色**：特定のタンパク質に対する抗体を用いて，免疫反応（抗原抗体反応）によって脳内に抗原となるタンパク質が存在するかを調べる方法。抗体に色素を結合させることで，抗原となるタンパク質が存在する部位が可視化される。神経変性疾患ではユビキチン，タウ，αシヌクレイン，TDP-43，βアミロイド，FUSなどに対する抗体を用いて検索することが多い。

解剖の用語

- **外表**：剖検脳全体を視診する際に用いる。全体とのバランスで局所的に萎縮している部位がないか，全体的に萎縮していないか，脳の外側に存在する髄膜に変化はないか，硬膜下血腫の痕跡はないか，主要血管に異常所見はないか（解剖学的な変異，動脈硬化性変化，動脈瘤の有無など），外傷を示唆する所見はないか，色調はどうか，軟化している部位はないか，などについて記載する。
- **割面**：CT・MRIの断面に対応すると考えてよい。大脳では一般的には海馬の長軸方向に対して垂直な断面を想定しながら冠状断の割面を作製することが多い。代表的な大脳の割面は前頭葉，側頭葉先端部（側坐核），脳梁膝（視交叉，帯状回），前交連（扁桃体，前脳基底部），乳頭体（海馬足，基底核，視床下核），外側膝状体（海馬，視床，中心前後回），

頭頂後頭葉が含まれ，症例によってさらに細かく割を入れる．一方，脳幹・脊髄では長軸方向(頭尾方向)に対して垂直に割を入れる．小脳は左右で水平断と矢状断の割面を別々に作製することが多い．

病理所見の用語

・**神経細胞脱落**：正常であれば本来神経細胞が存在するべき次のような部位に神経細胞がみられないこと．大脳皮質(3層，5層)，基底核(尾状核，被殻，淡蒼球，視床下核，黒質)，前脳基底部(マイネルト Meynert 基底核)，扁桃体，視床，脳神経核，脳幹の諸核(青斑，縫線核，網様体，下オリーブ核など)，脊髄(前角，中間質外側核，クラーク Clarke 柱，オヌフ Onuf 核)．何らかの病変が存在している(していた)ことを示唆する所見である．

・**グリオーシス**：変性や炎症，血管障害などの病変が生じた結果，アストロサイトなどのグリア細胞が出現，増生している状態．

・**アルツハイマー神経原線維変化**：神経細胞の細胞体に形成される嗜銀性の線維状構造物．アルツハイマーが進行性の認知症症例の大脳で発見し，記載したことに始まる．海馬や大脳皮質の錐体細胞にみられる場合は火炎状(flame shaped)，脳幹や皮質下核にみられる場合は楕円形の神経細胞内に渦を巻いたような形で(globose type)みられることが多い．HE染色で好塩基性(青色)，嗜銀染色(ボディアン染色，ガリアス染色)で明瞭に可視化される．抗タウ抗体による免疫染色でも陽性である．アルツハイマー型認知症をはじめ，さまざまな疾患でみられるが，健常者の加齢性変化としてもみられる．

・**老人斑**：神経原線維変化と同様に，アルツハイマーが進行性の認知症症例の大脳で発見し，記載したことに始まる．変性した神経突起，アミロイド，アストログリアの突起などにより形成される構造物．典型的にはアミロイドの芯を取り囲むように変性した神経突起が配列している．周囲にはアストログリアが存在し，神経突起の隙間に突起を伸ばしてい

る。神経原線維変化と同様に，アルツハイマー型認知症をはじめ，さまざまな疾患でみられるが，正常の加齢でも出現する。HE 染色では同定することが難しく，嗜銀染色，抗タウ抗体および β アミロイドを用いた免疫染色で明瞭に可視化される。

・**風船状ニューロン (ballooned neuron)**：神経細胞が膨らみ，嗜銀性を失った状態。neuronal achromasia とも呼ばれる。CBD の病理診断に必須の所見の１つであるが，ピック病や AGD などの疾患でも出現する。

・**ブラーク Braak ステージ**：アルツハイマー型認知症の病変として，あるいは正常の加齢性変化として，神経原線維変化，老人斑がどの脳部位に出現するか，病期の進展を踏まえて分類，記載したもの。神経原線維変化は１～６の６段階，老人斑は A～C の３段階に分類される。神経原線維変化のステージ１および２は，病変が海馬傍回の嗅内野にとどまる段階，ステージ３および４は病変が海馬および海馬傍回の経嗅内野まで拡がるが，側副溝を越えた新皮質では病変がみられないもの，ステージ５および６は病変が新皮質に拡がったものである。老人斑のステージも同様である。ステージ A では病変が海馬周辺（海馬は含まれない），前頭葉底面，後頭葉底面および後頭葉極に限局するもの，ステージ B は一次運動感覚野を除く連合野に病変が拡がったもの（海馬の病変は軽度にとどまる），ステージ C は一次運動感覚野を含むすべての大脳皮質に病変が拡がったものである。詳細については，Braak H, Braak E：Neuropathological staging of Alzheimer-related changes. Acta Neuropathol 82：239-259, 1991 を参照されたい。また，ブラークステージはパーキンソン病やレヴィ小体型認知症におけるレヴィ小体の分布についても発表されているが，ここでは詳細は省略する。

総 論
認知症性疾患の臨床神経病理学

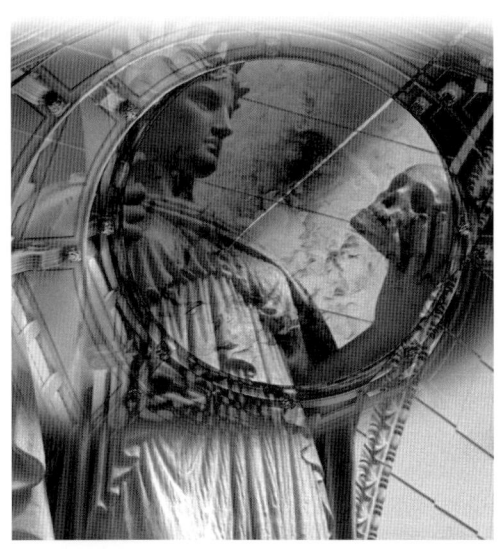

1. 古典的ピック病あるいは前頭側頭葉変性症の臨床病理

A. はじめに：2つのFTD

　前頭側頭型認知症(frontotemporal dementia；FTD)という用語は，この十数年の間に広く浸透してきたが，研究者によって定義が異なっている。

　1つの立場(マンチェスター Manchester グループ)では，FTDを一臨床症候群と捉えている。前頭葉・側頭葉に病変の首座を有する進行性の認知症性疾患を前頭側頭葉変性症(frontotemporal lobar degeneration；FTLD)と総括し，その中の一型と考える。この立場でのFTDは，従来のピック病という臨床診断と，ほぼ同義である。また，FTLDの中には，ほかに進行性非流暢性失語(progressive non-fluent aphasia；PNFA)と，意味性認知症(semantic dementia；SD)という臨床症候群が区分されている。

　その一方で，FTDを「大脳の前半部に主な病炎が存在する非アルツハイマー型認知症性疾患」の総称と捉える立場もある。これはManchesterグループがFTLDとして捉えている概念に匹敵するものであるが，この立場でFTDという用語を用いている研究者も少なくない。例えば行動障害型FTD(behavioral variant of FTD；bvFTD)という名称が用いられることが多いが，これはFTDの中で行動異常を主体とする一群を指し，FTDにはその他の臨床症候群(言語障害型：language variant などの名称で呼ばれる)も含まれていることを示している。2007年の時点でも，ホッジス Hodges らを中心に，bvFTDについての臨床的診断基準を制定しようとする動きがある。

　臨床病理学的な立場では，FTLDは「前頭葉・側頭葉に病変の首座を有し，臨床的に認知症がみられる神経変性疾患群」を指す病理学的診断名

として，またFTDは前頭葉症状を主体とする認知症症状を特徴とする1つの臨床症候群として，それぞれ使用されることでおおむね合意が得られるようである。

ここでは，これまでに報告されている多数症例での臨床病理学的検討をいくつか紹介し，FTLDの病理学的背景を概観する。

B. 臨床病理学的検討の変遷

FTDの病理という用語を最初に用いたのは，The Lund and Manchester groupsの1994年の報告[1]である。

The Lund and Manchester groupsによるFTDの臨床病理学的診断基準では，

① 前頭葉変性型：タウ陽性所見およびユビキチン陽性所見を欠く
② ピック型：タウおよびユビキチン陽性のピック小体が存在
③ 運動ニューロン疾患型：ユビキチン陽性（タウおよび嗜銀染色で陰性，したがってピック小体とは異なる）の封入体が存在

の3群に分類している。これはタウオパチー，ユビキチノパチーというタンパク病理で分類する今日の診断基準にも通じる考え方であるといえる。

次いで，スノードンSnowdenらによるFTLDのモノグラフ[2]では，FTDの病理として，

① グリオーシス（ピック小体・ピック細胞を伴うものと伴わないものとがある）
② 皮質の海綿状変化

の2点が示されている。PNFAとSDの病理所見については，封入体は存在せず，皮質の神経細胞脱落と空胞変性がみられる，という記載にとどまっている。これは今日の知見と比較すると，正しい記載とはいえない。一方，運動ニューロン疾患を伴うFTD（FTD-MND）ではユビキチン陽性封入体が存在することが記載されている。この点は今日でも当てはまる。

スノードンSnowdenらと同じ時期に，ジャクソンJacksonら[3]は，認

知症を伴う筋萎縮性側索硬化症(amyotrophic lateral sclerosis；ALS)で特徴的な所見である[4,5]，とされていたユビキチン陽性の細胞質内封入体が，臨床病理学的に運動ニューロン疾患(ALS)を伴わないFTDの症例でもみられることを示し，この一群をMotor Neurone Disease-inclusion Dementia(MNDID)と命名した．この封入体は，海馬歯状回顆粒細胞および前頭葉側頭葉皮質第2層の残存神経細胞に認められる，とされている．

その後，池田ら[6]は，ピック小体を伴わない葉性萎縮例(臨床的にはピック小体を伴うピック病と区別できず，一括してピック病と呼ばれていた)では，運動ニューロン疾患を伴っていない場合でも，高率にユビキチン陽性封入体が認められることを示し，従来ピック病の名前で一括りにされていた疾患の中に，ピック球を伴う狭義のピック病(ピック小体病)と，ユビキチン陽性の封入体を伴う葉性萎縮例という，2つの大きな群が存在する可能性を示唆している．この指摘も，今日の知見と矛盾しない，正鵠を得たものであるといえる．

次いで，2001年のFrontotemporal dementia and Pick's diseaseに関する研究班の報告[7]では，

clinical manifestation of FTD cannot accurately predict the nature of underlying neurodegenerative disease(FTDの臨床的な表現型は基盤となる神経変性疾患の性質を必ずしも正確には示していない)
あるいは

the correlation of neuropathological findings with FTD in a patient does not prove a cause-and-effect relationship, because more than 1 brain abnormality may contribute to the manifestations of dementia
という立場から，臨床と病理とを別個に扱っている．

臨床的な病型として，FTDを行動面での異常を示す群，言語表出面での障害を示す群，言語理解面での障害を示す群，の3群に分類しているが，これらはFTLDの臨床表現型であるFTD，PNFA，SDにおおむね該当する．ここでもFTDという名称が広義の疾患群を示すものとして用いられていたことがわかる．

病理所見については,
- タウ陽性の封入体(3R タウ)が特徴的所見である場合→ピック小体病, FTDP-17, その他
- タウ陽性の封入体(4R タウ)が特徴的所見である場合→大脳皮質基底核変性症(corticobasal degeneration ; CBD), 進行性核上性麻痺(progressive supranuclear palsy ; PSP), FTDP-17, その他
- タウ陽性の封入体(3R タウ+4R タウ)が特徴的所見である場合→神経原線維変化型認知症(NFT dementia), FTDP-17, その他
- タウ陽性封入体・ユビキチン陽性の封入体を欠く場合→dementia lacking distinctive histopathology(DLDH)
- ユビキチン陽性/タウ陰性の封入体が特徴的所見である場合→FTD/MND, MNDID, その他

のように, 封入体の特徴により分類されている。このうち FTDP-17 は, 遺伝歴の明らかな FTD 症例で, パーキンソニズムを伴い, タウ遺伝子が存在する 17 番染色体における変異を確認された一群を指す。また, NFT dementia は, tangle-only dementia とも呼ばれるように, 特徴的な病理所見が多数の神経原線維変化に限定される〔老人斑を認めない点でアルツハイマー病(Alzheimer disease ; AD)と区別される〕疾患を指す。

なお, タウタンパクには, 6 種類のアイソフォームが存在することが知られている。大きく分けて, 微小管結合部位に存在する特定のアミノ酸配列の繰り返しが 3 回である 3 repeat tau(3R)と, 繰り返しが 4 回である 4 repeat tau(4R)の 2 種類に分類される(3R と 4R のそれぞれが 3 種類ずつ存在する)。

C. 多数例を対象とした臨床病理学的検討

次に, 近年報告されている多数例を対象とした最近の FTD の臨床病理学的検討として, 以下の 3 つを紹介する。

1. ホッジス Hodges ら[8]の検討

　61例のFTD症例(広義)を，行動障害型(狭義のFTDに相当)26例，言語障害型(SDに相当)9例，PNFA 8例，運動障害型18例(CBD 9例，運動ニューロン疾患9例)に分類し，それぞれ病理学的診断と対比している。

　行動障害型FTDは，進行性の性格変化，共感の喪失，食行動の変化，儀式的あるいは常同的な行動，無欲状態などの特徴を示す。したがって，ManchesterグループのFTDと同義である。26例の病理診断は，ピック小体病11例，タウ陽性でピック小体を伴わないもの3例，FTD-MND 2例，DLDH 10例であった。

　言語障害型9例の病理診断は，FTD-MND 4例，ピック小体病3例，DLDH 2例であった。

　PNFA 8例の病理診断は，ピック小体病6例，ピック小体を伴わないタウオパチー1例，DLDH 1例であった。

　FTD-MNDは9例全例で病理学的にもFTD-MND(ユビキチン陽性封入体を認める)であった。

　CBD 9例の病理診断は，ピック小体を伴わないタウオパチー7例，FTD-MNDとDLDHがそれぞれ1例であった。

2. カーテス Kertesz ら[9]の検討

　60例のFTD症例を，臨床的に，行動面の特徴を示す行動障害型FTD(狭義のFTD)32例，原発性進行性失語22例，CBD症候群4例，PSP 2例の4群に分類した。

　FTD 32例の病理診断の内訳は，MNDID 14例，DLDH 6例，CBD 4例，ピック小体病3例，AD，レヴィ小体を伴うAD，血管性認知症，プリオン病，正常所見を示す症例が各1例であった。

　原発性進行性失語22例の病理診断の内訳は，グリア細胞のタウ病理を伴うAD 6例，CBD 5例，MNDID 4例，AD 3例，ピック小体病3例，レヴィ小体型認知症1例。

　CBD症候群4例の病理診断は，CBD 2例，PSP 1例，CBDとPSPの合

併1例。

PSP 2例の病理診断は，PSP 1例，PSPとCBDの合併1例であった。

3. ジョセフス Josephs ら[10]の報告

この検討では，対象症例がタウ陽性群とタウ陰性群に分類されている。タウ陽性群ではCBD，PSP，ピック病，FTDP-17，multiple system tauopathy が，またタウ陰性群ではFTLD-U（MNDIDと同義），FTLD-MND（FTD/MND および ALS-D とおおむね一致するもの），neurofilament inclusion body disease，DLDH が，それぞれ区分されている。この研究での斬新な点は，臨床症候群としてFTD，PNFA，SD，FTD-MNDに加えて，CBD-like および PSP-like という群を独立して取り上げている点である。臨床と病理の対応として，CBD-like では CBD および PSP が半々，PSP-like では PSP が90％，FTD では MNDID＞ピック小体病＞FTLD-MND の順，PNFA では PSP＞CBD＞MNDID＞ピック小体病の順，FTD-MND では全例が FTLD-MND であったことが示されている。なお，SDの症例はなかった。

この報告を補うのが，ニッブ Knibb ら[11]の報告であるが，38例の進行性失語症例のうち，流暢型（SDに相当する）15例の病理学的背景として，MNDID 8例，AD 5例，ピック小体病2例であったとされる。他方，非流暢型23例の病理学的背景は，AD 7例，MNDID 4例，PSP 3例，CBD・ピック小体病・家族性FTDが各2例，NFT dementia が1例，DLDH，AD と CBD の合併が各1例であったとされる。

さらにデービス Davis ら[12]の報告でも，SD 18例の病理学的背景としては，MNDID 13例，ピック小体病3例，AD 2例であったとされる。

以上より，PNFAの病理学的背景としてPSPが，SDの病理学的背景としてはMNDIDが，それぞれ重要な位置を占めることがわかる。

以上の研究を通して判明することは，FTD（狭義）・PNFA・SDという各臨床病型の内部でも，病理学的背景は不均一であること，これまでは認知症を伴うパーキンソン症候群というイメージの強かった（特に皮質下認

知症の代名詞であったかのような時期がある)PSPが，FTDの病理学的背景の1つを構成する(特にPNFA)ということである。

PSPは，病理学的な診断基準が確立されているが，これまでにもCBDとの異同が問題にされて，PSP症例の一部は大脳皮質病変を伴うことも報告されている[13]。

4. ジョセフスJopsephsら[14]の報告，カーンズCairnsら[15]の報告：新しい疾患概念

ジョセフスJosephsら[14]は，臨床的にFTDもしくはCBD症候群と診断された4例を臨床病理学的に検討し，ニューロフィラメントタンパクの蓄積が病理学的特徴であることから，神経フィラメント封入体病(neurofilament inclusion body disease)として報告した。比較的若年の発症で，進行が速いことが特徴とされる。また前頭葉・側頭葉・基底核の萎縮・機能低下がMRI・SPECT・PETで示されている。肉眼病理所見として，尾状核萎縮，前頭葉・側頭葉・基底核・脳幹の萎縮を認め，また組織所見として，前頭側頭葉皮質・海馬・歯状回顆粒細胞に，好酸性ないし好塩基性の細胞質内封入体の出現が特徴とされる。この封入体は抗ニューロフィラメント抗体・抗ユビキチン抗体に陽性，タウおよびαシヌクレインに陰性，ビルショウスキーBielschowski染色では一部のみが強陽性，他の嗜銀染色では陰性である。

その後，カーンズCairnsら[15]は10例を対象とした多国間での協同研究より神経中間径フィラメント封入体病(neuronal intermediate filament inclusion disease；NIFID)という名称での報告を行っている。これによれば，通常のFTD症例と比較して，発症が比較的若年(平均40.8歳，23～56歳)であり進行が速い(全経過の平均4.5年，2.7～13年)こと，臨床症状は通常のFTDにみられる社会性の喪失，感情の平板化，病識の欠落，言語および記憶の障害などに加え，パーキンソニズムや錐体路症状が高率に認められること，封入体の生化学的特徴(タウ陰性，ユビキチン陽性)からはMNDIDあるいはFTD-MNDとのオーバーラップも考えられることな

どが示されている。

5. TDP-43 の発見を踏まえた FTD の病理診断基準

　2006 年にユビキチン陽性封入体の主要構成成分となるタンパク質として，TAR DNA binding protein of 43 kDa(TDP-43)が同定され，ユビキチン陽性封入体の大部分が TDP-43 陽性であることが明らかにされた[16,17]。

　この知見を踏まえて，2007 年にカーンズ Cairns ら[18]が FTLD の病理学的診断のガイドラインを作成した。これによれば，タウ病理，ユビキチン病理の大枠は 2001 年のガイドラインの通りであるが，ユビキチン陽性群は遺伝子変異の症例を組み込んで細分化され，また TDP-43 病理も組み込まれたため，以下のように細分化された。免疫組織学的所見が

・3R タウ陽性の場合：ピック小体を伴う FTD，microtubule-associated protein tau(*MAPT*)遺伝子変異を伴う FTD

・4R タウ陽性の場合：CBD，PSP，嗜銀顆粒性認知症(argyrophilic grain disease)，孤発性の多系統タウオパチー(multiple system tauopathy と同義)，*MAPT* 遺伝子変異を伴う FTD

・3R タウ陽性・4R タウ陽性の場合：tangle dominant dementia(NFT dementia と同義)，*MAPT* 遺伝子変異を伴う FTD

・タウ陰性・ユビキチン陰性の場合：DLDH

・TDP-43 陽性の場合：運動ニューロン疾患を伴う FTLD-U，運動ニューロン疾患を伴わない FTLD-U，progranulin(*PGRN*)遺伝子変異を伴う FTLD-U，valosin containing protein(*VCP*)遺伝子変異を伴う FLLD-U，9 番染色体短腕に連鎖した FTLD-U，その他

・ユビキチン陽性，TDP-43 陰性，タウ陰性の場合：charged multivesicular body protein 2B(*CHMP2B*)遺伝子変異を伴う FTLD-U，好塩基性封入体を伴う FTLD，その他

・ユビキチン陽性，α-internexin 陽性の場合：neuronal intermediate filament inclusion disease

6. スノードン Snowden ら[19]の報告

この項の最後に，NIFID の疾患概念を含み，TDP-43 タンパク異常症についての検討を行ったスノードン Snowden らによる報告をコラムとして掲載したので参照されたい(30 頁)。

D. その後に追加された知見(FTLD-FUS)

FTLD-U の原因タンパク質として TDP-43 が同定された後，マッケンジー Mackenzie ら[20]は，ユビキチン陽性でありながら TDP-43 陰性の神経細胞内封入体を認めた FTLD の 6 例を報告し，ユビキチン陽性と TDP-43 陽性が完全に同義ではないことを提唱した。その後，このようなタウ陰性，ユビキチン陰性の非典型的 FTLD-U (atypical FTLD-U：aFTLD-U と記載されている)の原因タンパク質として，2009 年に FUS タンパク(FUS は fused in sarcoma の略)が同定された。ここではノイマン Neumann ら[21]による報告を紹介する。

ノイマンらの報告では 15 例の aFTLD-U 症例を対象に，FUS 病理について検討された。全例でユビキチンおよび p62(ユビキチン-プロテオソーム系と関係する sequestome)陽性，タウ，TDP-43，神経中間径フィラメント，αシヌクレインに対する抗体がいずれも陰性の封入体を認めた。臨床的特徴として，平均発症年齢 38 歳，平均罹病期間 7 年，FTD の臨床診断基準に合致し，進行性に性格・行動変化がみられた。各症例に共通する症状として，洞察力の喪失，判断力低下，自己の衛生観念の喪失，口唇傾向，注意障害，脱抑制的言動，暴力的あるいは犯罪に至ることもある反社会的な行動がみられた。病理学的な特徴として，肉眼的には前頭側頭葉と尾状核の萎縮，組織学的には前頭葉，側頭葉，海馬 CA1 および支脚，線条体，淡蒼球，黒質の変性がみられた。またユビキチン陽性の神経細胞質内封入体は，新皮質の中層および深層，海馬歯状回，線条体，マイネルト基底核，視床下部，黒質，中脳水道周囲，舌下神経核，脊髄前角にみられた。FUS を用いた免疫染色では，ユビキチンおよび p42 陽性の神経細胞

質内封入体，神経細胞核内封入体，変性神経突起が陽性であった．一方，対照例として検索した症例（FTLD-TDP 12 例，FTLD-タウ 8 例，AD 2 例，レヴィ小体型認知症 2 例，多系統萎縮症 2 例，ハンチントン病 2 例，ALS 6 例および健常人例）では，ハンチントン病の 1 例を除き FUS 陽性を示した症例はなかった．以上より，FTLD-U の中で TDP-43 陰性の aFTLD-U は FTLD-FUS という位置づけで捉えられる可能性がある．

TDP-43 も FUS も，ともに DNA および RNA に結合するタンパク質として全身に広く分布し，転写調節，RNA スプライシング，翻訳などに関与している．また，通常は核内に存在し，細胞質内に移動する，という共通点もある．今後は，

・FTLD＝FTLD-tau＋FTLD-U
・FLTD-U＝FTLD-TDP＋FTLD-FUS＋α

という方向で研究が進んでいくものと思われる．

E. 現時点での FTLD の区分と命名法について[22]

この数年の研究の流れから，FTLD は封入体の存否と，その性状に関係するタンパク病理という見地から，分類されるようになっている．本章の最後に，この立場に立った分類方法の試案についての文献[22]を翻訳して紹介する．

■序論

臨床的な疾患概念である前頭側頭型認知症（FTD，行動障害型 FTD），PNFA，SD は，前頭葉・側頭葉に比較的選択的な変性をきたす（FTLD）という共通した特徴を持つものの，不均一な症候群である．他の神経変性疾患と同様に，ほとんどの FTLD の亜型が細胞質に存在する特定のタンパク質封入体を特徴としている．過去数十年にわたり，これら封入体の生化学的性状が解明された．これにより，FTLD は想定されている分子欠損に基づいた分類がされるようになってきた．このように考えることで，

背景となる病理変化の過程を反映させ得ると考えられている。これまでの記述的に命名された症候群は臨床病理学的な関連が不完全であるということがはっきりしてきている。

FTLDの神経病理学的診断基準，疾患概念の規範が，最近本誌(Acta Neuropathologica)に掲載された。これらの診断基準は，近年のFTLDについての分子遺伝学的，病理学的な知見の重要な進展を統合したものである。特に，FTLDと関係する新たな遺伝子異常の発見と，ほとんどのタウ陰性FTLD症例にみられる異常タンパク質としてTDP-43が同定されたことを踏まえている。この診断基準は，神経病理学的な診断およびFTLDの分類に際してタンパク質病理の観点から考案されている。しかし，個々の病態についての命名法はこの点が反映されていない。

■現在の命名法に関する問題点

TDP-43病理について，疾患の特異度および鋭敏度が理解されるとともに，「ユビキチン陽性封入体を伴うFTLD:FTLD-U」という用語の使用にまつわる混乱が生じた。本来「FTLD-U」はユビキチンを用いた免疫組織化学のみで可視化されるような特徴的な封入体を認める症例に対して用いられていた。ユビキチン化されたタンパク質が偶然に同定されると，これによって特異的な命名法および分類の見直しが可能となるものと予想された。その結果，ユビキチン以外にも，クラスIVの中間径フィラメントに対する免疫反応が陽性である封入体を伴う少数の症例が報告された際に，神経中間径フィラメント封入体病(NIFID)という新たな定義の疾患名が用いられ，FTLD-Uの範囲からは除外されたのである。しかし最近になり，その他のFTLD-U症例の大部分で異常タンパク質としてTDP-43が同定されると，このような慣習はすたれてしまった。FTLD-Uの遺伝学的・病理学的亜型がすべてTDP-43病理によるものであるとの仮定の下で，FTLD-Uという用語が使用されていた。しかしその後，これが全例にあてはまるわけではないことが明らかとなった。少なくとも，*CHMP2B*遺伝子変異による3番染色体に連鎖した常染色体優性遺伝の

FTD のオランダ家系と，FTLD-U 孤発例の一部は，病的な TDP-43 を示さないことが解明されている．したがって，現在 FTLD-U として分類されている一群には，いくつかの亜群が含まれていると思われる．その中で最も多数を占める一群(TDP-43 陽性群)は，FTLD-U という用語の本来の定義に適合しなくなった．

　現在の疾患分類が不確定である第 2 の理由は，TDP-43 病理の疾患特異性によるものである．最初の報告では，病的な TDP-43 は FTLD-U および ALS に特異的である，とされていたが，最近の報告では AD やレヴィ小体型認知症，原発性タウオパチーなど，他の神経変性疾患症例でも，一部の症例で TDP-43 陽性封入体が出現することが示されている．このような TDP-43 病理は，これまでには認識されていなかった．ユビキチンによる免疫組織化学では，TDP-43 病理と，ほかに共存する病理(タウあるいは α シヌクレイン)を区別できないためである．このような症例で共存する TDP-43 病理は側頭葉内側の辺縁系に限局していることが多いが，新皮質へも拡がり FTLD-U と酷似し得る場合もある．原発性の病理が偶然に合併して臨床的な表現型に寄与しているのか，脆弱な神経細胞集団に生じた二次的な変化で病的意義を有するものではないのか，現時点では不明である．さらに，FTLD-U と診断するための，程度や病理変化の解剖学的な拡がりを規定した神経病理学的基準が現時点では存在しない．したがって，臨床病理学的な研究を進めるにあたり，他の神経変性過程に TDP-43 病理が共存した場合，FTLD-U と診断するべきか否か，はっきりとしていない．

　以下に推奨する命名法は 2 つの目的によるものである．第 1 に，単純で整合性を備え，わかりやすく，将来新たな知見が得られた際にも調整できるような，タンパク質病理に基づいた FTLD の命名法を創案することである．第 2 には，上記のように，FTLD-U および TDP-43 病理に関連する特別な項目を強調するため，既存の命名法を修正することである．

■推奨される命名法(表1)

1. FTLDは，通常はFTD，PNFA，SDという臨床的な疾患概念と関係し，前頭葉・側頭葉の変性を特徴的な所見とする病理学的な診断を記載するための用語として取り扱う。しかし，その他の解剖学的な部位(特に頭頂葉および黒質線条体系)が障害される症例も存在する。

2. 主な亜型は病因，あるいは最も特徴的な所見と考えられるタンパク質の異常に従って分類される。

3. 新たな一群が発見された場合，現存する疾患群における主な病因についての分子が同定された場合には，FTLDに病因となる分子名を付した用語が適当である。

4. 可能な限り，病理の特定のパターンを定義するために，症例は現存する用語も用いて分類されるべきである〔例えば，FTLD-タウ(CBD)やFTLD-TDP(2型)の通り〕。

5. ユビキチン-プロテオソーム系(UPS)のタンパク質に対する免疫組織化学のみで同定し得る封入体を伴う症例は，FTLD-UPSと命名する。これにはFTD-3および最近報告されたユビキチン陽性でTDP-43陰性の封入体を伴う症例が含まれる。この群には，p62のように，TDP-43陰性封入体が，ユビキチン以外のUPSのタンパク質に免疫染色陽性となる場合もあることと矛盾しない。

6. 好塩基性封入体を呈する疾患のように，現段階では生化学的性状が未知である病理学的特徴を示すFTLDのまれな病因を記載するために，現行の用語を継続使用すべき場合がある。

7. 特殊な組織化学方法あるいは関連する免疫組織化学で可視化することができるような封入体を伴わないFTLD症例は，FTLD-ni(no inclusion：封入体を伴わないFTLD)と記載するべきである。この用語は命名法における統一性に矛盾せず，また病理学的変化を伴わないという誤った印象を与えかねないため，好ましくないと感じられている「明らかな組織病理を欠く認知症(dementia lacking distinctive histology；DLDH)」という用語に置き換わるべきものである。

表1 推奨される命名法

FTLD-タウ (タウ陽性 FTLD)	ピック病・CBD・PSP・嗜銀顆粒性認知症・認知症を伴う多系統タウオパチー・球状のグリア細胞内封入体を伴う白質タウオパチー・分類不能例
FTLD-TDP (TDP-43 陽性)	タイプ1〜4・分類不能例
FTLD-UPS(ユビキチン・プロテオソーム系)	非典型的 FTLD-U・FTD-3
FTLD-IF (中間径フィラメント)	NIFID(神経中間径フィラメント病)
BIBD(好塩基性封入体病)	
FTLD-ni(no inclusion)	DLDH(dementia lacking distinctive histology)

(Mackenzie IR, Neumann M, Bigio EH, et al : Nomenclature for neuropathologic subtypes of frontotemporal lobar degeneration : consensus recommendations. Acta Neuropathol 117 : 15-18, 2009)

8. TDP-43以外の病理変化が存在する場合，その所見が認知症の原因となるほど有意ではない場合にのみ(例えば老人斑や神経原線維変化が存在してもADの診断基準を満たすには及ばない程度の場合)，FTLD-TDPと診断されるべきである．ADのように，他の神経変性疾患の神経病理学的診断基準を満たす症例で，TDP-43病理が発見された場合には，TDP-43の存在および解剖学的な分布を記載するような様式の用語を用いる〔例えば「辺縁系(びまん性)にTDP-43病理を伴うAD」など〕．

■要約

　ここに記載した推奨される命名法によって，現在われわれが知り得ているFTLDの分子病理を反映し，将来の新知見をも容易に取り込めるような単純な命名の体系が確立し得る．このような用語の用い方に従うことで，神経病理学者は自分たちの研究成果を簡潔かつ明快な形で供覧することができる．FTLD-Uのように時代遅れの感がある用語を削除し，一方

表2 推奨される命名法

FTLD-タウ	ピック病・CBD・PSP・嗜銀顆粒性認知症・認知症を伴う多系統タウオパチー・分類不能例
FTLD-TDP	タイプ1～4・分類不能例
FTLD-UPS	FTD-3
FTLD-FUS	非典型的FTLD-U・NIFID・BIBD
FTLD-ni	

(Mackenzie IR, Neumann M, Bigio EH, et al : Nomenclature and nosology for neuropathologic subtypes of frontotemporal lobar degeneration : an update. Acta Neuropathol 119 : 1-4, 2010)

ではタンパク質病理の疾患概念を基盤とする枠組みの中で，特異な病理学的拡がりを示す伝統的な名称が，矛盾することなく用いられている。また分子遺伝学的特徴と臨床的特徴の両者に関連した神経病理学的な実体をもたらし得る。次の段階は，FTLDについて臨床および病理学の今日的な診断基準を構築し，この分野における多大な近年の進歩を反映させ得るような分類様式を考案するために，国際的なエキスパートを招集した会議を開催することである。

(追記) その後，前記の通りFTLD-FUSが発見されたことより，この分類は1年を経ずして，表2のように修正された[23]。

[文献]
1) The Lund and Manchester Groups : Clinical and neuropathological criteria for frontotemporal dementia. J Neurol Neurosurg Psychiatry 57 : 416-418, 1994
2) Snowden JS, Neary D, Mann DMA : Frontotemporal lobar degeneraton : frontotemporal dementia, progressive aphasia, semantic dementia. Churchill Livingstone, New York, 1996
3) Jackson M, Lennox G, Lowe J : Motor neurone disease-inclusion dementia. Neurodegeneration 5 : 339-350, 1996
4) Wightman G, Anderson VE, Martin J, et al : Hippocampal and neocortical ubiquitin-immunoreactive inclusions in amyotrophic lateral sclerosis with

dementia. Neurosci Lett 139:269-274, 1992
5) Okamoto K, Murakami N, Yoshida H, et al: Ubiquitin-positive intraneuronal inclusions in the extramotor cortices of presenile dementia with motor neuron disease. J Neurol 239:426-430, 1992
6) 池田研二，土谷邦秋，秋山治彦，他：ピック病の再検討―"ピック小体を伴わない葉性萎縮"の位置づけ．神経進歩 45:329-341, 2001
7) McKhan GM, Albert MS, Grossman M, et al: Clinical and pathological diagnosis of frontotemporal dementia. Report of the work group on frontotemporal dementia and Pick's disease. Arch Neurol 58:1803-1809, 2001
8) Hodges JR, Davies RR, Xuereb JH, et al: Clinicopathological correlates in frontotemporal dementia. Ann Neurol 56:399-406, 2004
9) Kertesz A, McMonagle P, Blair M, et al: The evolution and pathology of frontotemporal dementia. Brain 128:1996-2005, 2005
10) Josephs KA, Petersen RC, Knopman DS, et al: Clinicopathological analysis of frontotemporal and corticobasal degenerations and PSP. Neurology 66:41-48, 2006
11) Knibb JA, Xuereb JF, Patterson K, et al: Clinical and pathological characterization of progressive aphasia. Ann Neurol 59:156-165, 2006
12) Davis RR, Hodges JR, Krill JJ, et al: The pathological basis of semantic dementia. Brain 128:1984-1995, 2005
13) Bergeron C, Pollanen MS, Weyer L, et al: Cortical degeneration in progressive supranuclear palsy. A comparison with cortical-basal ganglionic degeneration. J Neurol Exp Neuropathol 56:726-734, 1997
14) Josephs KA, Holton JL, Rossor MN, et al: Neurofilament inclusion body disease: a new proteinopathy? Brain 126:2291-2302, 2003
15) Cairns NJ, Grossman M, Arnold SE, et al: Clinical and neuropathologic variation in neuronal intermediate filament inclusion disease. Neurology 63:1376-1384, 2004
16) Arai T, Hasegawa M, Akiyama H, et al: TDP-43 is a component of ubiquitin-positive tau-negative inclusion in frontotemporal lobar degeneration and amyotrophic lateral sclerosis. Biochem Biophys Res Commun 351:602-611, 2006
17) Neumann M, Sampathu DM, Kwong LK, et al: Ubiquitinated TDP-43 in frontotemporal lobar degeneration and amyotrophic lateral sclerosis. Science 314:130-133, 2006

18) Cairns NJ, Bigio EH, Mackenzie IRA, et al : Neuropathologic diagnostic and nosological criteria for frontotemporal lobar degeneration : consensus of the consortium for frontotemporal lobar degeneration. Acta Neuropathol 114 : 5-22, 2007
19) Snowden J, Neary D, Mann D : Frontotemporal lobar degeneration : clinical and pathological relationships. Acta Neuropathol 114 : 31-38, 2007
20) Mackenzie IRA, Foti D, Woulfe J, et al : Atypical frontotemporal lobar degeneration with ubiquitin-positive, TDP-43-negative neuronal inclusions. Brain 131 : 1282-1293, 2008
21) Neumann M, Rademakers R, Roeber S, et al : A new subtype of frontotemporal lobar degeneration with FUS pathology. Brain 132 : 2922-2931, 2009
22) Mackenzie IR, Neumann M, Bigio EH, et al : Nomenclature for neuropathologic subtypes of frontotemporal lobar degeneration : consensus recommendations. Acta Neuropathol 117 : 15-18, 2009
23) Mackenzie IR, Neumann M, Bigio EH, et al : Nomenclature and nosology for neuropathologic subtypes of frontotemporal lobar degeneration : an update. Acta Neuropathol 119 : 1-4, 2010

コラム　FTLD の臨床病理　Snowden ら[19]より

要旨

　FTLD は均質な臨床症候群ではなく，前頭側頭型認知症(frontotemporal dementia ; FTD)，FTD/MND，PNFA，SD，進行性失行症(progressive apraxia ; PAX)を含む．臨床的な表現型は背景となる病理組織所見を予測させる指標とはならないと考えられている．しかし免疫組織化学の進展により，この見解を再検討する機会を得た．79 例の FTLD 症例の脳について，臨床診断は参照せず，脳萎縮部位および免疫組織化学所見によって分類した．その結果，臨床表現型との間に高い相関関係がみられた．FTD における主な萎縮部位は前頭葉・側頭葉前部，FTD/MND では前頭葉，PNFA では著明な非対称性を伴うシルヴィウス裂周囲領域，SD では左右非対称な両側側頭葉，PAX では運動前皮質・頭頂葉であった．タウ陽性病理所見は FTD 症例の半数と PAX の全例でみられたが，FTD/MND および SD ではみられず，PNFA ではごく少数にみられたのみであった．FTD/

MND，SD，PNFA の症例は，ユビキチン・TDP-43 に陽性であった。SD では変性神経突起が TDP 陽性であり，神経細胞質内および核内の陽性封入体を欠いていた（FTLD-U 1 型）。FTD/MND 症例では多数の神経細胞質内封入体がみられた（FTLD-U 2 型）。PNFA 症例では神経細胞質内・核内封入体とともに，変性神経突起がみられた（FTLD-U 3 型）。*MAPT* 遺伝子変異は FTD と，*PRGN* 遺伝子変異は FTD および PNFA と，それぞれ関係していた。これらの検討結果より，臨床的な表現型と脳萎縮部位の分布，免疫組織化学的特徴の間には，予測可能な関連性が存在することが示される。FTLD とその分子基盤についてのさらなる理解を可能とするためには，臨床表現型，病理学的表現型の両者について，記載を洗練していくことが重要である。

考察

　典型的な FTD では前頭葉および側頭葉の病変が含まれる，という結果は注目に値する。FTD にみられる行動面の障害は，「FTD の側頭葉変異型」と位置づけられていた SD と区別するために，「FTD の前頭葉変異型」と捉えられてきた。これらの考えは誤っている可能性がある。行動障害がみられた FTD 症例では，病変が前頭葉に限局することは非常にまれであり，このような所見は FTD/MND と関連していた。「前頭葉」および「側頭葉」変異型という位置付けは，臨床的症候群が神経画像所見を基にして推測されていることを示唆している。しかし行動障害を示す FTD 症例では，SD の特徴的な症状を示さないにもかかわらず，前頭葉よりも側頭葉に明らかな萎縮がみられる場合もある。

　臨床症候群を分類することの有用性は，免疫組織学的な関連性により，さらに確実なものとなる。臨床表現型から，タウオパチーか，非タウオパチーか，かなりの確率で推測することが可能である。FTD 症例の約半数でタウ陽性の病理所見がみられたのに対して，臨床的に運動ニューロン疾患を伴う FTD の症例ではタウ陽性例が 1 例もなかった。タウ陽性の病理所見は SD で 1 例もみられなかったのに対して，PAX 症例は 3 例全例でタウ陽性であった。さらに，非タウオパチーの枠内においても，臨床症候群とユビキチン病理のタイプとは強く相関している。FTD/MND は TDP-43 タンパク異常症の 2 型，PNFA は典型的には 3 型，AD は 1 型と，それぞれ関連性を示していた。これらの区分はきわめて適切なものと考えられる。PNFA および SD は「言語機能障害」という名称で一括りにされて記載されること

がある。そのような分類では，SD 症例において概念が言語の領域を超えて障害されており，最も早期の症状は言語領域よりもむしろ視覚領域にみられることがある，という事実を説明できない。さらに，PNFA と SD の明らかな相違点を覆い隠してしまう。これら 2 つの臨床症候群は別々の組織学的特徴と関連性がある，という点を確認することで，両者は区別されるべき臨床症候群であるという見解が正当化される。興味深いことに，*PGRN* 遺伝子の変異は PNFA 症例と関連性があり，SD 症例とは関連性がなかった。

このように，PNFA と SD が，それぞれ異なる病理学的特徴と関連性を示しているにもかかわらず，これまでに報告されている臨床病理学的検討では，これらの症候群について AD を含むさまざまな病理学的背景が記載されている。そのような結果はおおよそ受容できるものではある。AD では言語機能が選択的に障害されることがあり，臨床所見のみを基にして，確信を持って PNFA と区別することは難しいかもしれない。AD 症例ではまた，意味記憶障害がみられることもあり，この場合には SD と誤診する可能性もある。しかしながら，疾患の定義を誤解しているために結果が影響されている，という一面もある。PNFA および SD という用語を，特定の（非アルツハイマー型）背景病理を含むという意識を持たずに，患者の臨床症状を記載する際に拡大解釈して用いている（すなわち，言語表出あるいは言語理解と呼称が障害されている，という症状に対して，PNFA あるいは SD と診断している）研究者がみられる。このような例は，患者の神経心理学的検査結果のみに力点が置かれ，臨床症状の全体像あるいは臨床的表現型については考慮されていない場合にみられる。多くの症例は「意味記憶」の検査で失点していても，SD 症例とは異なる神経心理学的検査結果のプロフィールを示すものである。PNFA，SD という用語は，FTLD と関係した臨床症候群に限定して用いられるべきであり，FTLD についての理解は，病理学的特徴，分子生物学的特徴の蓄積だけでなく，臨床的表現型について系統的に特徴づけることによっても，より深まる。

今回の検討では，PNFA の大部分，SD の全例で，TDP-43 タンパク異常症との関連性がみられた。しかし PNFA をタウオパチーとの関連で捉え，SD とタウオパチーとの関連は少ない，と考える研究者もある。対象症例の症状について，より精細に検討することによって，問題が解決されるであろう。タウオパチーと関連した PNFA 症例では，「言語」の問題は一次的な言語機能の崩壊を示すのではなく，言語産生過程における問題（すなわち発語

失行)を示すことが多い，とされている。一方タウ陰性例では，最近の診断基準で定義されているような言語症状がみられる。SD 症例では，組織学的な相違は症例の純度による。すなわち今回の検討で対象となったタウ陰性，ユビキチン陽性例では，現在の診断基準で定義されている「真の」SD 症状がみられた。しかし FTLD 症例の中には，FTD にみられる行動障害を主徴としながら，意味記憶も喪失している症例が存在する。そのような症例ではタウ陽性病理所見，特に MAPT 遺伝子変異との関連性がみられる。

　今回の検討結果から，症例の診断における診断基準の重要性，FTLD の各臨床的表現型を区別する重要性が示される。しかし，解明されるべき問題点も多い。FTD/MND，PNFA，SD という臨床表現型が特定の病理学的背景と関係していることは示されたが，最も多数を占める FTD 症例については，はっきりした臨床病理学的関連性が示されていない。FTD はタウオパチー，TDP-43 タンパク異常症と関係し，まれではあるが，DLDH や NIFID とも関係している。FTD は臨床的に均一な症候群とはいえず，過動，脱抑制を主徴とする群，寡動，無為を主徴とする群に区分されている。このような臨床的な相違が病理学的背景に影響を受けているかについては，今後の解明を待つところである。

　タウオパチーの枠内では，「典型的」な FTD の行動障害を示し，CBD と関係が深いパーキンソニズムや非対称性の失行症状を欠いていたにもかかわらず，CBD に一致した免疫組織化学的特徴を示した 1 例があった。このように臨床症状からは予期せぬ病理所見が確認されることがある。臨床所見から病理所見を予測することができるとはいっても，臨床的表現型と病理学的表現型との間に，絶対的な 1 対 1 の関係が存在するわけではない，ということを示唆している。

　しかし，臨床症候群の分析は症例を同定するうえで本質的な役割を果たし，MAPT や PRGN の遺伝子変異の発見へとつながった。症例の特徴を正しく抽出し，目的とする症例を正確に同定することによってのみ，分子遺伝学の発展と FTLD と関係した新規の遺伝子変異の発見が可能となる。現時点で必要とされていることは，症候学的な分析を諦めることではなく，臨床表現型の分析を，より洗練された形で行うことである。

　総括すると，免疫組織化学の進歩によって，FTLD についての理解が飛躍的に発展した。臨床表現型と病理学的表現型との間には，予測可能な関連性が存在しない，という見解は誤ったものである。FTD と背景となる病理

所見との関連性については解明されるべき問題が残されている。これらの疑問点は，洗練された臨床的検討方法，病理学的検討方法で症例を分析し，FTLDにおける臨床表現型が区別されるべきものと認識することでのみ，解決されるだろう。さらに，臨床表現型，病理学的表現型，組織学的表現型を区分し，特定することで，分子遺伝学の進歩に結びつくような前方視的な症例検討が，初めて可能となるであろう。

2. アルツハイマー病の臨床病理学的検討

　前頭側頭型認知症(frontotemporal dementia；FTD)あるいは前頭側頭葉変性症(frontotemporal lobar degeneration；FTLD)という疾患概念が受け入れられ始めた1990年代後半に，アルツハイマー病(Alzheimer disease；AD)との対比から，臨床も病理も不均一であるという印象を受けた方も少なくないと思われる。FTLDの病理学的背景となる疾患として，当時明らかにされていたものだけでも，ピック病，大脳皮質基底核変性症(corticobasal degeneration；CBD)，ユビキチン陽性封入体を伴うFTLD，特異的組織所見を欠く認知症，第17番染色体にリンクするFTD＋パーキンソニズムなどが挙げられる。臨床的にも行動異常が前景に立つFTD，失語が前景に立つ進行性非流暢性失語(progressive non-fluent aphasia；PNFA)，意味記憶障害が前景に立つ意味性認知症(semantic dementia；SD)に区分されていた。これに認知症を伴う運動ニューロン疾患が加わり，タンパク質病理で区分する考え方も現在ほどは確立されていなかった。これに対してADについては，臨床的にも病理学的にも明らかな単一疾患として受け入れられていたと思われる。しかしその後，ADについても，臨床，病理の両面で不均一であるという可能性が示唆された。ここではADも臨床病理学的にいくつかの亜型が存在する，という考えに至った一連の研究を紹介する。

A. 後部皮質萎縮症(PCA)：Bensonらの報告

　後部皮質萎縮症(posterior cortical atrophy；PCA)はベンソンBensonら[1]によって1988年に提唱された疾患概念である。Bensonらの原著を，抄訳の形で以下に紹介する。

■後部皮質萎縮症

　高次視覚機能障害で発症する進行性認知症症例5例について臨床症状および画像所見を検討した。発症年齢は50歳代が4例，60歳代が1例，罹病期間は3～8年であった。全例で失読，失書，視覚性失認，環境失認（自宅の近所で道に迷う，自宅内で部屋から別の部屋へ移動できない，など，熟知した場所での移動の障害）がみられ，さらにバリント Bálint 症候群（固視点から視線を動かすことが困難—精神性注視麻痺と同義，視覚性失行，視運動性失行，眼球失行，固視スパスムなどの名称もある—，視覚性定位障害—視覚性運動失調と同義，同時失認—視覚性注意障害，錯綜図の認知障害）およびゲルストマン Gerstmann 症候群（左右識別障害，手指失認，失算，失書），超皮質性感覚性失語（失名辞，聴理解障害，失読，失書を認めるが復唱は良好）を呈した。病後期に3例で一側の四半視野で視覚性消去，1例で右半側空間無視がみられたが，それまでは，視力，視野ともに正常であった。記憶，自己の病態についての洞察力，判断力は病後期まで比較的保持されていた。WAIS-R が施行された3例では，言語性 IQ が正常であるのに対して，動作性 IQ は低下していた。CT および MRI では3例で頭頂葉・後頭葉の萎縮がみられ，うち2例では高度の萎縮であった。3例で施行した脳血管撮影検査では，大脳後方の血流は保持されていた。病初期には頭頂後頭葉の連合野，特にブロードマン Brodmann の18野，19野が障害され，病期が進行するにつれ，病変が前方に進展し，角回あるいはそこへ出入りする神経線維の障害を巻き込んでいくものと思われる。失読，視覚性失認，相貌失認，環境失認，バリント症候群の報告例では，一次視覚皮質が保持されている一方で，連合野との線維連絡が離断されたことにより，それぞれの症状を呈したと考えられているが，対象症例の画像検査では，多発性硬化症やシルダー Schilder 病のように白質の障害を示唆するような所見がなく，視覚性の障害を呈した機序としては，大脳後部の皮質が一次性に障害されるような変性の機序が考えられる。皮質性の認知症と皮質下性の認知症を区分する立場に従えば，この症候群を記載する用語として，病因が明らかにされるまでは，後部皮質萎縮症とい

う名称を用いることが望ましいと思われる。これまでに，本症候群についての病理学的検討は報告されていないが，背景病理としては，非典型的なAD，ピック病に類似した葉性萎縮，あるいはこれまで認知されていないような疾患単位などが推察される。

この時点ではPCAの剖検例は報告されておらず，Bensonらは病理学的背景として非典型的AD，ピック病，その他の疾患を推測していたわけであるが，1994年にBensonらのグループから，PCA 3例の剖検例が報告された[2]。それぞれの病理診断は進行性皮質下膠症(progressive subcortical gliosis)，AD，クロイツフェルト・ヤコブ病(Creutzfeldt-Jakob disease；CJD)であり，病理学的には不均一な症候群であることが述べられている。その後さらに10年を経て，多数例を対象としたPCAの臨床病理学的検討が報告され，Bensonらの推測がほぼ正しかったことが示された。次に紹介する研究は，奇しくも同じ雑誌の同じ号に掲載された。

1. Rennerら[3]の報告

臨床的にPCAと診断された27症例を対象とした後方視的研究。21例が病理学的検索を受けている。最終的な病理診断はADが13例，パーキンソン病を伴ったADが1例，レヴィ小体を伴うADが2例，レヴィ小体型認知症(dementia with Lewy bodies；DLB)に皮質下グリオーシスを伴った症例1例，CBDが2例，CJDが1例，家族性致死性不眠症が1例であった。臨床的な評価を踏まえると，PCAの精神症状はADとは異なり，視空間認知機能の障害を伴っていた。PCAはAD病理による症例が多いが，他の疾患も考慮する必要がある。

2. Tang-Waiら[4]の報告

14年間で40例のPCA症例を対象とした後方視的研究。眼科的疾患が存在しない前提で，視覚系の機能障害で発症する症候群というPCAの定義に従って，初発症状および経過，アポEの遺伝子型，タウのハプロタ

イプ，神経病理所見について検討した。発症年齢は 60.5±8.9 歳。女性が男性の約 2 倍の頻度。主な視覚症状として，同時失認 82%，視野欠損 47.5% であった。失計算，失読，失名辞も頻繁にみられた。病初期ではほぼ全例(95%)で洞察力が保持されていた。アポ Eε4 の遺伝子型およびタウのハプロタイプの頻度は，典型的な AD を対象とした場合と同様であった。9 例が死亡し剖検に至った。うち 7 例で AD の病理を認めたが，典型的な AD 症例と比較して，神経原線維変化の分布密度はブロードマンの 17 野・18 野で有意に高く，海馬では有意に低かった。2 例は CBD であったが，タウ陽性のグリア病変が後部頭頂葉とブロードマンの 17 野・18 野で認められた。結論として，PCA は疾患特異的な病理所見によらず，後頭頭頂葉に最も強い病理変化を呈する，ユニークな認知症症候群である。AD 病理による場合が多いが，病変の分布は典型的な AD とは異なる。

このように，PCA の臨床像がみられる症例のほとんどで，AD 病理が確認されたことから，海馬を中心とする側頭葉から頭頂葉にかけて，病変の首座を有する典型的な AD とは異なる亜型が，AD に存在することが示されるようになった。

B. 前頭葉型アルツハイマー病

一方で，前頭葉に病変の首座を有する AD 症例も報告されるようになった。ここでは 2 つの報告を紹介する。

1. Johnson ら[5]の報告

発症早期より，前頭葉機能検査での成績が低下している AD 症例の臨床病理学的特徴を明らかにすることを目的とした研究。これらの症例では典型的な AD よりも前頭葉に多数の神経原線維変化(neurofibrillary tangle；NFT)と老人斑(senile plaque；SP)が存在する，という仮定をした。記憶障害と比較して著明な前頭葉機能低下が発症早期よりみられた 3 例の

AD症例を対象に，神経心理学的検査所見，前頭葉(ブロードマン8野)，嗅内野，側頭葉(22野)，頭頂葉(7野)のNFTおよびSPの分布を検討した。対照として，記憶障害を主徴とする典型的なAD症例3例についても，同じ検討を行った。患者背景としては，発症年齢で前頭葉AD群が高かったが，有意差はなかった。罹病期間，教育歴，性比，検査から死亡までの期間に有意差はなかった。典型的ADと比較して，前頭葉AD群では，2種類の前頭葉機能検査〔Trail making test Aおよび語想起課題(F，A，Sで始まる語を列挙する)〕，WAIS-Rの積み木模様テストでの成績が有意に低下していた。その他の神経心理学的検査結果〔MMSE，WAIS-Rの数唱，ボストン命名テスト(Boston naming test)，CERADの語列挙，動物名呼称など〕では，両群間に有意差はみられなかった。病理学的検索では，前頭葉におけるNFTの分布が，前頭葉AD群で，典型的ADよりも有意に多かった。嗅内野，側頭葉，頭頂葉のNFTの分布，全部位でのSPの分布については，両群間で有意差はなかった。NFTのブラークステージ(Braak stage)では全例がステージVあるいはVIであった。結論として，前頭葉型ADでは，発症早期より前頭葉機能が低下し，前頭葉におけるNFTが典型的ADよりも多いという特徴を示し，臨床病理学的に独特な一群を形成していることが示唆される。

2. Grossmanら[6]の報告

臨床的にFTDと診断され，神経心理学的な評価を受け，病理学的に診断が確定した61例について，タウ陽性群，タウ陰性群，前頭葉型AD群で，臨床的，神経心理学的，画像所見(MRIでみられる萎縮部位)の特徴がどのように異なるか，後方視的に検討された。タウ陽性群では視覚認知障害，視空間認知障害と錐体外路症状，前頭葉・頭頂葉の萎縮が，タウ陰性群では言語機能障害，社会性の障害，前頭葉・側頭葉萎縮が，前頭葉型AD群では遅延再生障害，海馬を含む側頭葉萎縮が，それぞれ関係していた。

このように，前頭葉に病変の首座を有し，FTD の臨床像がみられる一群も，AD の亜型として存在することが明らかにされた。

C. 非特異的な臨床病理所見を呈するアルツハイマー病

以上の「非典型的な AD」について総括する意味で，Alladi らによる多数例を対象とした臨床病理学的検討の報告[7]を紹介する。

要旨

進行性皮質巣症状症候群〔後部皮質萎縮症，皮質基底核症候群(corticobasal syndrome；CBS)，行動異常を呈する FTD，PNFA または混合性失語，SD〕における AD 病理の出現頻度を検討し，典型的な臨床症状を呈する AD 症例，皮質巣症状症候群を示す非 AD 病理症例との間で，発症年齢，経過，予後について比較することを目的とする。200 例の臨床病理学的データより，皮質巣症状がみられた 100 例，臨床的に典型的な AD 20 例，計 120 例を抽出した。臨床所見については，病理診断を参照せずに検討した。皮質巣症状の 100 例中 34 例では，病理診断は AD であった。内訳は後部皮質萎縮症 7 例全例(100%)，CBS 12 例中 6 例(50%)，行動障害型 FTD 28 例中 2 例(7.1%)，PNFA 26 例中 12 例(46.1%)，混合性失語 7 例中 5 例(71.4%)，SD 20 例中 2 例(10%)であった。臨床的に典型的な AD 20 例では 19 例が病理学的にも AD と診断された。発症・死亡時の年齢は，非 AD 病理の症例よりも AD 病理の症例のほうが高かったが，罹病期間には差はなかった。AD 病理はこれまで考えられていたよりも，皮質巣症状症候群では頻繁にみられるものであり，特に後部皮質萎縮症，PNFA，CBS で明らかであった。一方，SD や行動障害型 FTD では頻度は低かった。巣症状は長期間にわたり他の症状を合併せず，単独で存在する傾向があった。非典型的 AD 症例は，非 AD 病理の症例よりも高齢である傾向があった。

各臨床症候群の診断基準

①典型的 AD
・初診時に記憶障害が顕著である。
・言語機能障害(例えば失名辞),視空間認知機能障害,注意障害,失行のうち,少なくとも１つを認める。
・神経心理学的検査では記憶障害とともに,別種の認知機能障害も示される。
・発症早期には運動症状を呈さない。

②進行性失語
・臨床的評価で,緩徐に進行する言語機能障害が主たる症状である。
・言語機能障害以外には,日常生活動作で問題になることはない(例えば,エピソード記憶の障害や視空間認知機能障害による日常生活動作の障害はない)。

　PNFA は,努力性あるいは歪んだ発話と,音韻的誤り,統語上の誤りを呈する。SD は,流暢な発話,著明な失名辞,語義の理解障害,非言語性の意味対連合学習での障害を示す。PNFA,SD の両者に典型的ではない場合,両者の特徴をいくつか呈する場合には,混合性の失語と考える。

③行動面での障害を呈する FTD
・初診時に著明な性格あるいは社会的行動の変化を示す。すなわち無欲動,共感の低下,脱抑制,常同行為,食嗜好の変化,自己へのケアが消失する。
・遂行機能障害が存在すれば,診断はより確実となる。
・記憶障害が軽度あるいは後期に出現する。

④ CBS
・左右非対称性の失行および錐体外路症候群(筋強剛,寡動,振戦)
・「他人の肢」徴候,皮質性感覚障害,半側の感覚無視,視空間認知機能障害,ミオクローヌスなどの皮質症状

⑤ PCA
・眼科的な問題がなく,進行性の視覚あるいは視空間認知機能障害が存在

する。
- バリント症候群の各症状，視覚性失認，着衣失行，環境失認などのような，複雑な視機能の障害が存在する。
- これらの症状と比較すると記憶障害や言語の流暢性低下は軽度である。

PCA の症例はさらに以下の 3 つの群に分類される。
① 両側頭頂葉症候群：失行，視空間認知機能障害，失書。一次体性感覚や物体認知，読字は保持されている。
② 後頭側頭葉症候群：失読，統覚型視覚性失認，相貌失認
③ 視覚症状を呈する一群：原発性視覚障害，一次視覚機能障害

AD 病理による行動異常を呈する FTD 症例

56 歳の女性で，2 年前より口数が増え，脱抑制的になった。1 年後，料理や裁縫などの家事能力が低下した。1991 年の物忘れ外来受診時には，著明な保続，使用行為，衝動性，作話，物忘れがみられた。前頭葉機能を評価する遂行機能検査では顕著な障害がみられた。言語機能は保たれていた。MMSE の得点は 13/30 であった。臨床的に行動異常を呈する FTD と診断された。2 年後の評価では，重度の失名辞，言語理解の低下，日常的な記憶の障害，視空間検査課題での障害がみられた。発症から 10 年後，66 歳で死亡した。

AD 病理による CBS 症例

70 歳の女性。3 年にわたって右手を使いにくく，書字や着衣に支障をきたすため，1995 年に受診した。1 年後，記憶障害および喚語困難が出現した。認知機能検査では行為障害，計算障害，重度の書字障害，軽度の喚語困難，遂行機能障害がみられた。神経学的診察では，緩徐な眼球運動，指のミオクローヌス様の挙上，筋強剛，「他人の手」現象，歩行時に手を自然に振れない，という所見がみられた。MMSE は 15/30，ACE は 51/100 であった。CT スキャンでは全体的な脳萎縮がみられた。CBD と診断された。その後の 2 年間で，両手の機能が全廃し記憶障害も進行した。1998

年の最終診察時には重度の両手の失行がみられた。発症から9年後，79歳で死亡した。

考察

　今回の研究で，最も有意義と思われる検討結果は，皮質巣症状症候群の1/3以上という高率でAD病理と関係していた，ということであろう。その中でもPCAとの関係が最も強かった。CBSおよびPNFAの症例では，驚くべきことに半数という高率でAD病理がみられた。行動障害型FTDおよびSDでは，AD病理は約1割にみられたにすぎなかった。もう一点の重要な結果は，明らかな記憶障害が疾患後期に出現するか，症例によっては出現しないこともある，ということであろう。これは疾患の後期まで側頭葉内側部が侵されないことを示唆している。典型的AD症例は，皮質巣症状症候群のAD症例と比較して，罹病期間に差は認めなかったが，AD以外の病理を呈した皮質巣症状症候群では初診時および診断の年齢が有意に低かった。皮質巣症状症候群のAD症例では，進行したAD病理（ブラークステージで4以上）を認め，その他の病理所見は認めなかった。今回の検討では，典型的なAD症例は，ほぼ全例でAD病理を呈していた。

　CBSでは，病理学的に不均一であることが知られている。今回の検討結果から，CBSとAD病理には強い相関があることが示された。AD病理によるCBSの臨床症状は，典型的な非対称性の失行，錐体外路症候群，疾患の後期に認知症症状を呈するものから，失行を伴う重度の認知機能障害と錐体外路症状まで，幅が広かった。CBSにおけるAD病理の生前のバイオマーカーを決定するための研究が必要とされる。

　PCAは，現在ではほぼ全例がAD病理による皮質巣症状症候群であると考えられている。今回の検討では7例全例がAD病理を呈し，特にレヴィ小体型認知症やCBDなど，その他の病理を呈した症例はなかった。視覚症状よりも両側の頭頂葉症状を呈することが多かった。7例ともに初診時には記憶は正常もしくは軽度の障害を認めるに過ぎなかった。このこ

とは，疾患の後期に至るまで，AD病理が大脳の後方に限局し，側頭葉および前頭葉は保持されていることを示唆している．もう一点の興味深い結果は，PCAとCBSで認知機能障害の特徴が重なっているである．両者ともに，失行とともに，視空間無視，視覚性運動失調，ゲルストマン症候群などの著明な視空間認知機能障害によって特徴づけられている．AD病理によってCBSを呈した症例の報告がみられることより，両者が重なり得る可能性が支持されるだろう．CBSとPCAの両者で左右非対称性に頭頂葉病変が存在することと，臨床的にCBSとPCAとを区別することが難しい症例が存在することは，関係していると思われる．

[文献]
1) Benson DF, Davis RJ, Snyder BD : Posterior cortical atrophy. Arch Neurol 45 : 789-793, 1988
2) Victoroff J, Ross GW, Benson DF, et al : Posterior cortical atrophy. Neuropathologic correlations. Arch Neurol 51 : 269-274, 1994
3) Renner JA, Burns JM, Hou CE, et al : Progressive posterior cortical dysfunction. A clinicopathological series. Neurology 63 : 1175-1180, 2004
4) Tang-Wai DF, Graff-Radford NR, Boeve BF, et al : Clinical, genetic, and neuropathological characteristics of posterior cortical atrophy. Neurology 63 : 1168-1174, 2004
5) Johnson JK, Head E, Kim R, et al : Clinical and pathological evidence for a frontal variant of Alzheimer disease. Arch Neurol 56 : 1233-1239, 1999
6) Grossman M, Libon DJ, Forman MS, et al : Distinct antemortem profiles in patients with pathologically defined frontotemporal dementia. Arch Neurol 64 : 1601-1609, 2007
7) Alladi S, Xuereb J, Bak T, et al : Focal cortical presentations of Alzheimer's disease. Brain 130 : 2636-2645, 2007

各 論
神経心理学的 CPC

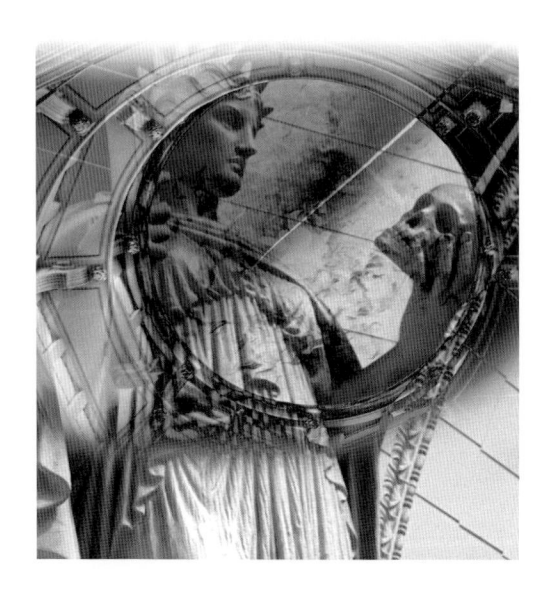

【症例 1】
進行性の失行がみられた 70 歳男性例

■臨床経過

　死亡時 70 歳の右利き男性で，中学校卒業後，長年工具をしていた。

　62 歳頃より言葉が出にくい，と感じるようになった。症状は徐々に悪化し，家族も気づくようになった。64 歳頃より両手，特に右手が使いにくい（細かい動作ができない），と感じるようになった。

　65 歳時に言葉の出にくさがさらに悪化し，また鉛筆を正しく握ることができなくなったため，それまでは可能であった筆談も困難となった。しかし行動や性格に変わったところは感じられず，記憶や見当識にも問題なかった。A 病院を受診し，精査加療目的で入院した。

　入院時の所見は，意識は清明，一般身体所見には特記すべきものはない。神経学的所見として，発話障害，行為障害がみられ，四肢腱反射は亢進していた。発話障害のため言語でのコミュニケーションは困難であったが，礼節は保たれており，診察にも協力的であった。

　発話は努力性，粗糙性であり，音の歪みと音素の置換が目立っていた。また韻律は単調，緩徐で抑揚が乏しく，平板化した話し方であった。声の異常はみられなかった。これらの特徴から，発語失行と診断した。

　行為については，両上肢のパントマイムが拙劣であり，反応の内容は錯行為，無定形反応，保続が主体であった。検者の模倣をさせると改善し，実物品の使用は可能であった。自動性と随意性の乖離もみられた。これらは観念運動性失行の特徴に一致した。また，両手の動作が拙劣であり，模倣や鉛筆などの物品の使用でも改善しなかった。これらは肢節運動失行の特徴を示していた。

　MRI では両側側脳室下角が軽度拡大し，左優位に両側頭頂葉の萎縮，左側頭葉の萎縮，シルヴィウス裂の開大がみられた（図 1-1）。SPECT では左側頭葉から頭頂葉での取り込み低下がみられた（図 1-2）。

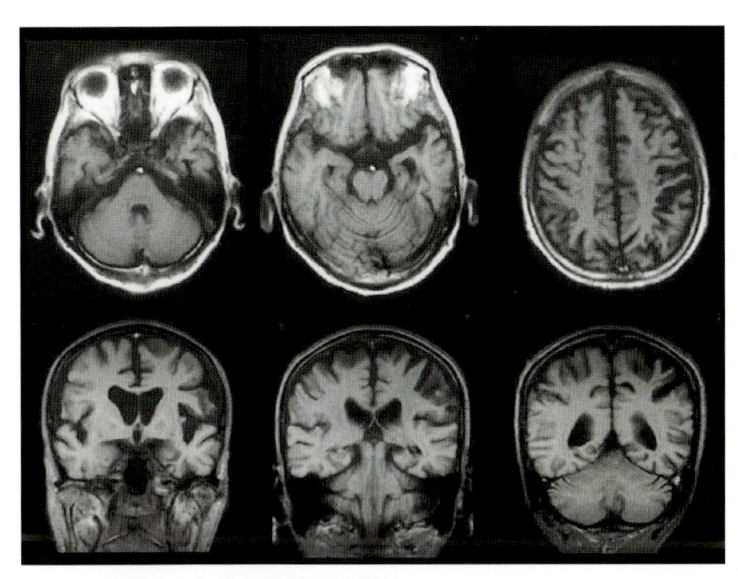

【症例1】 進行性の失行がみられた70歳男性例　47

図 1-1　発症約3年後の頭部 MRI 所見
上段：T1 強調画像水平断，下段：T1 強調画像冠状断

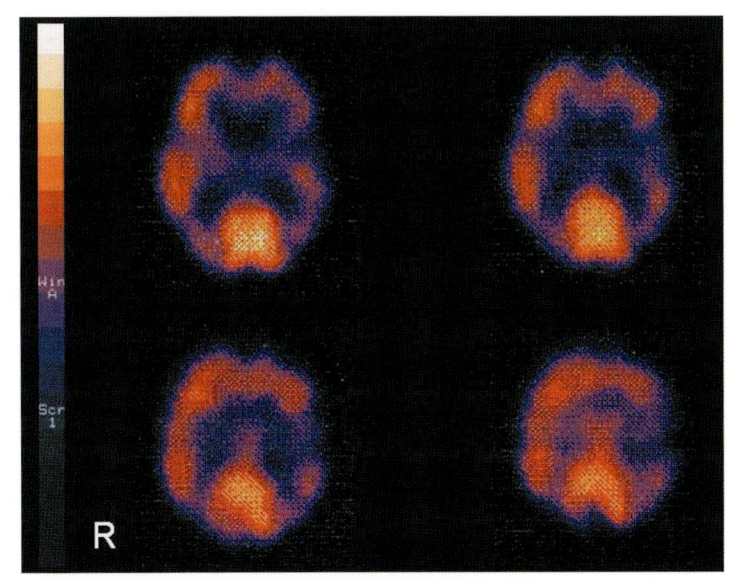

図 1-2　発症約3年後の脳血流 SPECT 所見

67歳頃より，徐々に認知症症状が出現し，また右上肢は屈曲位から拘縮に至った。69歳時より左上肢の動きも悪化し，日中の傾眠傾向が出現した。70歳時に呼吸不全で死亡された。全経過は約8年。臨床的には，発語失行とともに左右差のある上肢の失行症状を進行性に認め，病後期には認知症症状も認めたことなどより，大脳皮質基底核変性症（corticobasal degeneration；CBD）が疑われた。

■臨床的特徴のまとめ

1) 58歳時，発話障害（発語失行）で発症
2) 2年後より失行が主体となる（肢節運動失行，観念運動性失行）
3) 5年後より認知症症状も出現
4) 全経過約8年

■臨床診断

CBD

■病理所見

肉眼所見

脳重量は1350グラム。肉眼所見として，左半球の中心前回，運動前野を含む前頭葉，頭頂葉の一部に萎縮がみられた（図1-3）。割面では尾状核，被殻の軽度萎縮，扁桃体，海馬傍回の萎縮がみられた。黒質，青斑の色調は正常であった。

組織学的所見

前頭葉では上前頭回，下前頭回に強い皮質表層の海綿状変化と軽度のグリオーシス，多数の風船状ニューロン（ピック細胞）がみられる（図1-4）。また神経細胞の細胞質に核と同程度の大きさで円形，嗜銀性の封入体（ピック球）がみられる（図1-5）。これらの所見は中心前回でも認められ

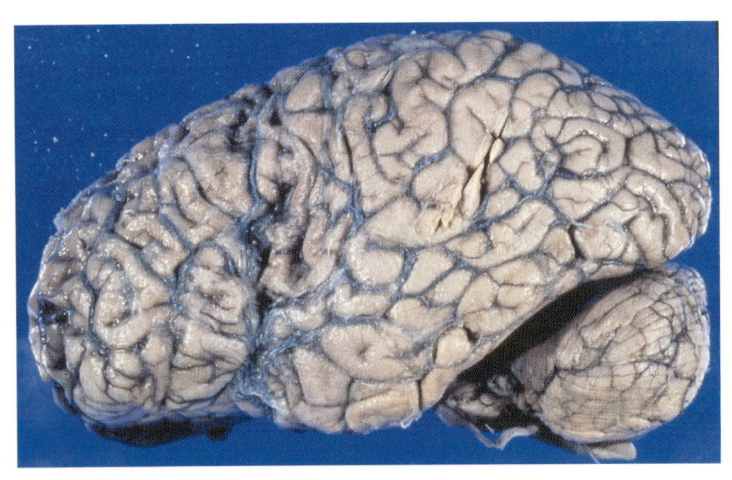

図 1-3 肉眼病理所見(左大脳半球側面像)
中心前回を含む前頭葉皮質の萎縮がみられる

る。側頭葉では上側頭回，中側頭回には著変ないが，下側頭回から後頭側頭回，海馬傍回にかけて，皮質表層の海綿状変化(図 1-6)とグリオーシス，風船状ニューロン，ピック球がみられる。また少数ではあるが，上側頭回，中側頭回にも風船状ニューロン，ピック球がみられる。海馬傍回では多数のピック球がみられる。頭頂葉でも中心後回，頭頂間溝を挟んで下頭頂小葉の一部，後方の上頭頂小葉の一部に，皮質表層の海綿状変化とグリオーシス，風船状ニューロン，少数のピック球がみられる。後頭葉では異常を認めない。

　海馬ではCA1～CA2の錐体細胞，歯状回の顆粒細胞ともに，神経細胞の数は保持されているが，多数のピック球がみられる(図 1-7)。海馬支脚では軽度の神経細胞脱落と少数のピック球がみられる。扁桃体では皮質核，基底核，外側核ともに神経細胞脱落と高度のグリオーシス，多数のピック球がみられる。基底核については，側坐核レベルの割面で，被殻，側坐核に軽度のグリオーシスがみられるが，後方のレベルでは著変ない。また淡蒼球，尾状核には異常を認めない。視床は正中中心核でグリオーシ

ピック細胞

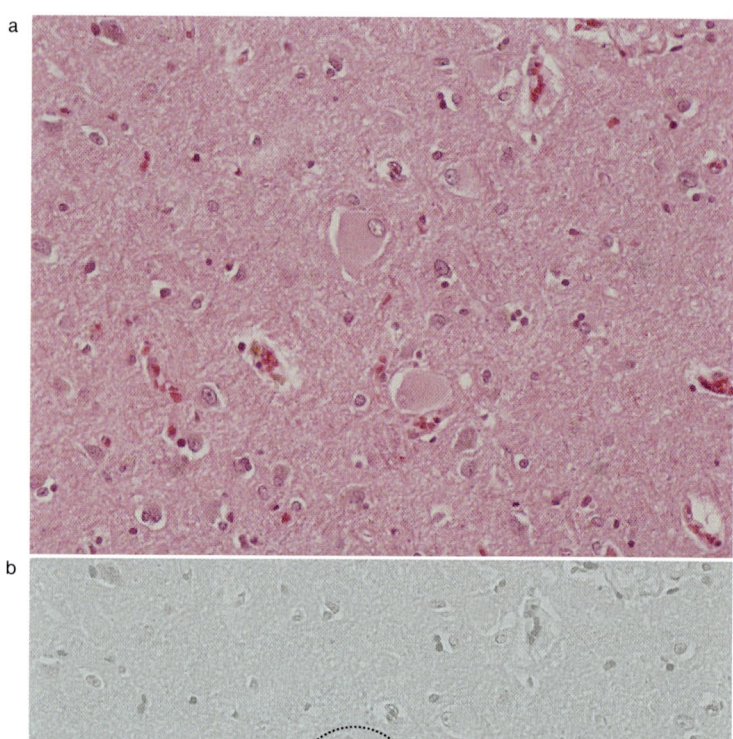

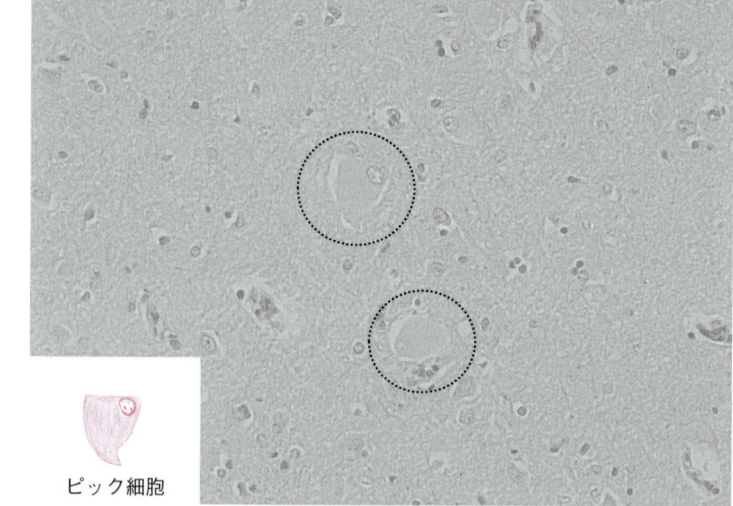

図 1-4　左前頭葉皮質の組織病理所見(HE 染色)
a：風船状ニューロン(ピック細胞)が観察される
b：破線円内に風船状ニューロン(ピック細胞)が観察される
(a, b は同一視野, 同倍率の写真)

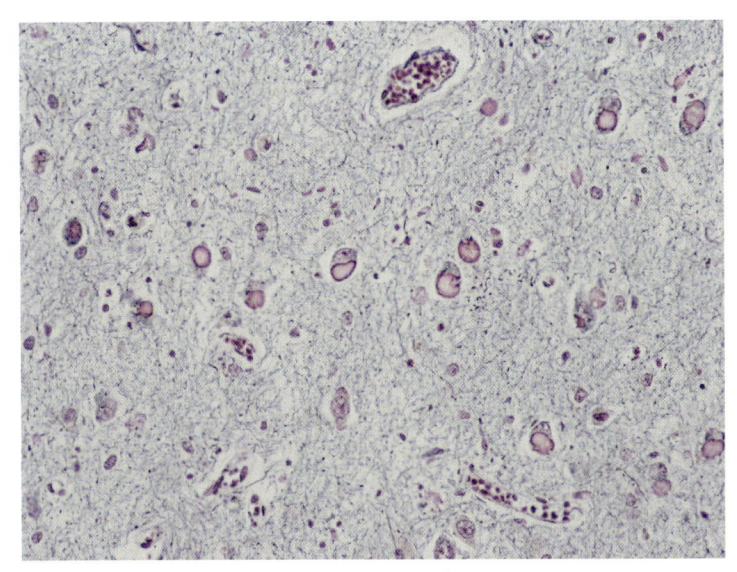

図1-5 左側頭葉皮質の組織病理所見（ボディアン染色）
多数のピック球が観察される

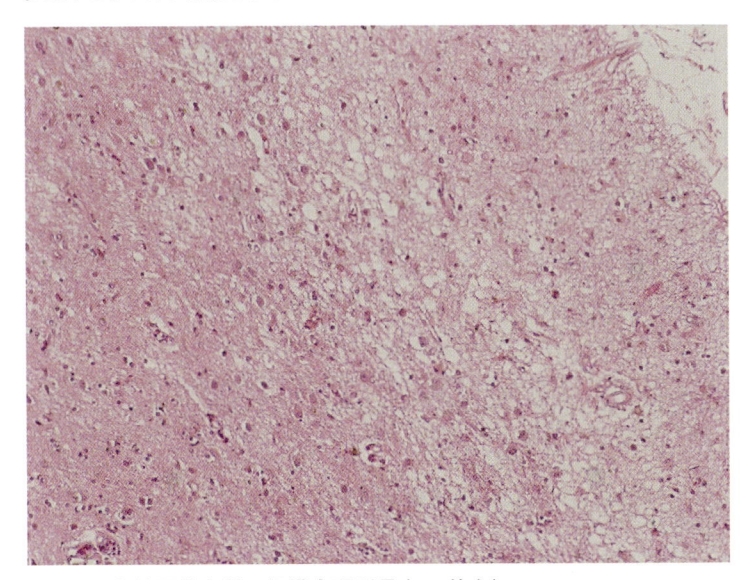

図1-6 左前頭葉皮質の組織病理所見（HE染色）
皮質表層に高度の海綿状変化がみられる

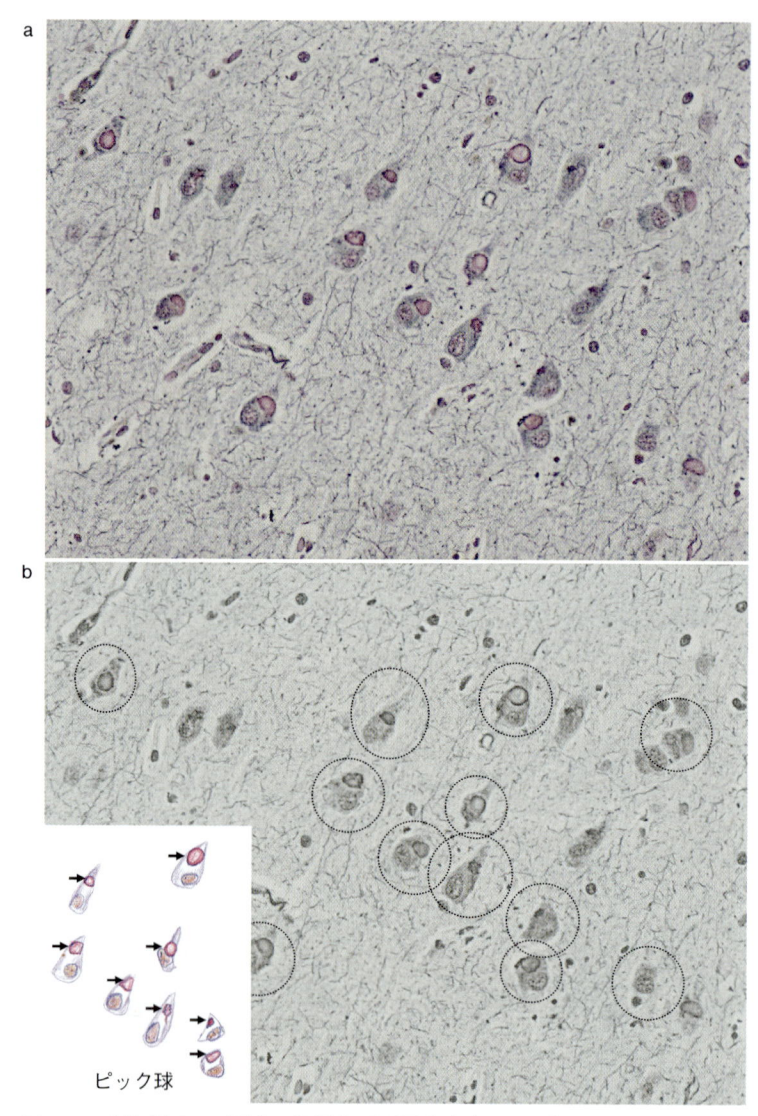

図 1-7 左海馬 CA1 領域の組織病理所見(ボディアン染色)
a：多数のピック球が観察される
b：破線円内にピック球が観察される
(a, b は同一視野, 同倍率の写真)

スがみられるが，その他の核には異常はみられない。

　中脳では，黒質のメラニン含有神経細胞は保たれている。また赤核，動眼神経核にも異常はみられない。大脳脚では中央1/3の髄鞘染色性がやや低下している。橋では青斑のメラニン含有神経細胞は保たれている。また上小脳脚，横走線維，橋核，縫線核の神経細胞には異常はみられない。延髄では舌下神経核の神経細胞はおおむね保たれている。また迷走神経背側核，下オリーブ核の神経細胞も保たれている。延髄錐体の髄鞘染色性は良好であり，有髄線維の脱落もみられない。

■病理診断

　ピック病（ピック球，ピック細胞を伴う）

■症例についてのコメント

　本例は海馬，海馬歯状回の神経細胞にピック球を認めること，大脳皮質に風船状ニューロンを認めることより，ピック病と診断されるが，病変の分布に特徴がある。すなわち，一般にピック病では侵されることがない，とされている中心前回や頭頂葉にも病変を認める点である。

　ピック病という疾患名は，もともと「臨床的には進行性の大脳巣症状を呈し，病理学的には局所的な脳萎縮を示す神経変性疾患」という概念で用いられていた。ピックによる症例報告（ピック病の原著例）では，進行性失語がみられた症例（超皮質性感覚性失語とされている）について，左側頭葉の萎縮がある，という記載が残されているが，組織学的な所見（ピック球やピック細胞）については言及されていない〔この原著については神経心理学コレクション『ドイツ精神医学の原典を読む』（池村義明著）に翻訳が収められているので，ご一読いただきたい〕。ピック病の組織所見（嗜銀性の封入体と風船状ニューロン）を初めて記載したのは，アルツハイマー病（Alzheimer disease；AD）に名前を残したアルツハイマー Alzheimer である。またアルツハイマーによる病理所見を踏まえたうえで，改めてピック病の臨床病理学的検討を行ったのはハラーフォルデン Hallarvorden と大

成潔である。これらはピック病についての成書や文献に，必ずといってよいほど記載されている。

その後，ピック病を臨床病理学的に検討，分類したのはコンスタンティニディス Constantinidis ら[1]である。ピック嗜銀球（ピック小体）とピック細胞（風船状ニューロン）の有無により3群に分類した。A群はピック小体とピック細胞をともに認めるもの，B群はピック細胞のみを認めピック小体は認めないもの，C群はピック細胞もピック小体も認めないものである。Constantinidis らは，臨床症状と関係するのは病変の分布（側頭葉に優位か，前頭葉に優位か）であり，組織学的特徴とは関係しないことを明らかにした〔この報告の詳細については，56頁のコラムを参照されたい〕。この中でB群はCBDと同一と考える立場もある[2]。本例も臨床的にはCBDと考えられたが，病理学的にはピック病であった。頭頂葉に病変を有し，CBDの臨床像を示すピック病の症例も，少数ながら報告[3,4]されており，両者の鑑別が難しいことがうかがわれる。ラング Lang らによるCBDの臨床像を呈したピック病剖検例についての報告[4]をコラムとして60頁に掲載した。

ピック病の神経病理学についての文献は数多いが，ここではディクソン Dickson によるレビュー[2]を紹介する。

「肉眼的には側頭葉および前頭葉の限局性葉性萎縮を呈し，上側頭回後部および中心前回は萎縮を免れる。割面では皮質幅の減少，白質容積の減少と軟化，脳室の拡大がみられる。

組織学的特徴はピック小体およびピック細胞（風船状ニューロン）の存在であり，萎縮部位の皮質では層構造が消失する。また皮質病変が強い部位では皮質下白質も障害され，容積の減少，軸索消失，グリオーシスがみられる。

ピック小体はタウタンパクに対する抗体で陽性であり，タウタンパクの異常がピック病の病因となっている可能性が考えられるが，同様にタウタンパクの異常がみられるADやCBD，PSPとは異常の性質が異なるようである〔筆者注：この時点では，タウタンパクの異常による疾患（すなわ

ちタウオパチー），という概念が確立していたが，Dicksonは3Rタウオパチー，4Rタウオパチーという分類にまでは言及していない]。」

本例の病理所見は，「中心前回は萎縮を免れる」という一部分を除いて，Dicksonの記載に一致している。

ピック病の病変分布については，Tsuchiyaら[5]による報告で詳細に分析されている。6例のピック病（ピック球を伴う）を対象として，臨床症状と皮質病変の分布について検討されている。臨床的に，進行性失行，進行性失語，初老期認知症，うつ病が各1例，ADが2例であった。これだけみても，共通の病理組織学的特徴を有する疾患で，臨床的な表現型が様々であることがわかる。また，6例中4例で，ピック病ではみられることが少ないとされている錐体外路症状がみられている点も特徴であろう。病変の分布については，病初期に発語失行がみられた2例で，ピック病では侵されることが少ないとされる中心前回に病変を認め，さらに頭頂葉に病変を認めた例も3例あった。うつが前景に立っていた1例では，前頭葉眼窩面よりも強い病変が前頭葉穹窿面に認められた。そして，ピック病の大脳皮質病変が，これまで考えられていたよりも広範囲にわたり，臨床症状が皮質病変の分布と相関し得ることを示唆している，と論じられている。

本例のように進行性に失行を呈した症例については，Kawamuraら[6]によれば，1999年の時点で35例の報告例が確認され，失行のタイプとしては肢節運動失行が最も多く，ほかに，発語失行，口舌顔面失行，着衣失行が単独で出現する例もあること，計算障害の合併が多いことが記載されている。また病理学的に検索された5例の診断は，CBDが1例，ピック病が1例，ADが3例であった。総論1で記載したように，前頭側頭葉変性症の枠内で進行性失行を捉え，病理学的背景は全例がタウオパチーである，とする報告[7]がみられる一方で，AD病理を背景として皮質基底核症候群の臨床像を呈する症例も存在する[8,9]ことより，進行性失行の病理学的背景は，1999年の時点と，さほど変わっていないように思われる。

[文献]
1) Constantidinis J, Richard J, Tissot R : Pick's disease. Histological and clinical correlations. Europ Neurol 11 : 208-217, 1974
2) Dickson DW : Neuropathology of Pick's disease. Neurology 56(S4) : S16-20, 2001
3) Cambier J, Masson M, Dairou R, et al : Étude anatomo-clinique d'une forme pariétale de maladie de Pick. Rev Neurol(Paris)137 : 33-38, 1981
4) Lang AE, Bergeron C, Pollanen MS, et al : Parietal Pick's disease mimicking cortical-basal ganglionic degeneration. Neurology 44 : 1436-1440, 1994
5) Tsuchiya K, Ikeda M, Hasegawa K, et al : Distribution of cerebral cortical lesions in Pick's disease with Pick bodies : a clinicopathological study of six autopsy cases showing unusual clinical presentations. Acta Neuropathol 102 : 553-571, 2001
6) Kawamura M, Mochizuki S : Primary progressive apraxia. Neuropathology 19 : 249-258, 1999
7) Snowden J, Neary D, Mann D : Frontotemporal lobar degeneration : clinical and pathological relationships. Acta Neuropathol 114 : 31-38, 2007
8) Chand P, Grafman J, Dickson D, et al : Alzheimer's disease presenting as corticobasal syndrome. Mov Disord 11 : 2018-2022, 2006
9) Alladi S, Xuereb J, Bak T, et al : Focal cortical presentations of Alzheimer's disease. Brain 130 : 2636-2645, 2007

コラム　Constantinidis ら[1]によるピック病の臨床病理学的分類

　ピックの葉性萎縮例32例について，組織病理学的所見，臨床症候学的特徴を分析した。10症例(A群)では，萎縮およびグリオーシスがみられた皮質に神経細胞腫大と嗜銀性封入体がみられた。別の10症例(B群)では，萎縮とグリオーシスがみられた皮質に神経細胞腫大はみられたが嗜銀性封入体はみられなかった。その他の12症例(C群)では，萎縮およびグリオーシスがみられた皮質には，神経細胞腫大も嗜銀性封入体もみられなかった。

A群(10症例)
　この群では変性が辺縁系の古い構造(扁桃核，海馬，脳梁灰白層)に限局している症例が何例かみられた。その他の症例では，辺縁系に加えて側頭葉新

皮質の萎縮がみられたが，第1側頭回の後半2/3は萎縮を免れていた。さらに他の症例では，萎縮が島回，眼窩部に及んでいた。病期が進行した症例では帯状回前部や前頭葉にも病変が確認されたが，萎縮は側頭葉に優位であった。さらに，極端な例では頭頂葉にも萎縮が及んでいたが，中心前回はよく残っていた。

A群の萎縮中心は海馬・辺縁系にあり，側頭葉・島回・眼窩部・帯状回・前頭葉へも拡がることが明らかであった。

萎縮した大脳皮質と皮質下白質に高度のグリオーシスが観察され，白質ではグリオーシスの程度に応じて脱髄もみられた。これらの変性所見は海馬，側頭葉(第1側頭回の後半2/3は変性の所見を示さない)，島回，眼窩部，帯状回，前頭葉で明らかであった。大脳基底核では非常に軽度のグリオーシスがみられたのみであった。

海馬での嗜銀性封入体の分布は特徴的な所見を示した。歯状回の小型神経細胞，海馬支脚，Sommer扇形部(HE野)の円錐形神経細胞には豊富にみられるが，その外方のHD野(海馬傍回)では全く観察されず，側頭葉新皮質の分界点であるHC野で再び出現していた。

過去に主張されていたように，嗜銀性封入体が海馬に限局して存在するわけではなかった。これらの封入体は，脳梁灰白層その他の辺縁系古皮質，扁桃核，島回，帯状回，前頭葉，また頭頂葉皮質においてさえ観察された(出現頻度の高い順に並べてある)。また新線条体，視床下部でも数個の封入体が観察された。

新皮質での嗜銀性封入体の分布には，出現しやすい特定の部位がみられた。封入体は2層および3層に存在し，6層で観察された症例もみられた。神経細胞腫大は5層および3層でみられた。同様に皮質のグリオーシスは3層と5層に強かった。

萎縮部位の端部では，嗜銀性封入体および神経細胞腫大は観察されたが，皮質および白質のグリオーシスはみられなかった。

B群(10症例)

この群の特徴として，神経細胞腫大を認めながら嗜銀性封入体はみられないことが挙げられる。大脳皮質の萎縮は前頭葉穹窿部に強く，中心前回に及んでいる場合も多かった。

萎縮は第1・第2前頭回で最も強く，そこでは皮質深層および隣接する白質におけるグリオーシスが顕著であった。脳梁の前半部，半卵円中心，前頭

橋路にも高度なグリオーシスが観察された。また淡蒼球・黒質にも非常に強いグリオーシスがみられたが，視床および新線条体のグリオーシスはあまり強くなかった。奇妙に感じられたのは，グリオーシスがみられた白質でも脱髄の所見はみられなかったことである。

萎縮した大脳皮質の3層および5層には，A群にみられたものと同様な神経細胞腫大がみられた。しかしこれらの腫大した神経細胞では，軸索の近位部も腫大していた。

C群(12症例)

A群の症例では，側頭葉萎縮または側頭葉優位の萎縮が必ずみられた。B群の症例では，萎縮は前頭葉にみられた。C群では，側頭葉萎縮の症例が8例(C_1)，前頭葉萎縮の症例が4例(C_2)みられた。

側頭葉萎縮群(C_1)では，側頭葉極，扁桃核-側坐核-分界条複合体，古皮質に接する側頭葉皮質に，萎縮と特異的な神経変性所見を伴わないグリオーシスがみられた。この変性過程は島回-眼窩部に広がっていた。海馬の古皮質は保持されていた。萎縮した脳回の皮質下白質に強いグリオーシスがみられた。高度の脱髄所見もみられたが，グリオーシスの程度よりは軽かった。基底核の変性所見を伴っている症例もみられたが，特に萎縮が眼窩部-帯状回に及んでいる症例でその傾向が強かった。

C_2群では前頭葉の系統的な萎縮とグリオーシスがみられたが，B群と同様に，これらの病変は中心前回に及んでいた。B群との相違点は，変性過程が帯状回，眼窩部，島回，側頭葉にまで拡がっていたことである。非常に強い白質のグリオーシスと，それほどは強くない程度の脱髄所見がみられた。新線条体，淡蒼球，視床，黒質は高度に変性しており，また側脳室は著明に開大していた。

臨床所見との関連性

今回対象とした32症例を全体として検討すると，ピック病の古典的な臨床症候がみられ，その割合はエスクロール Escourolle(1956)による統計学的分析の結果に一致していた。知的機能の悪化，社交性の崩壊，驚くような行動，前頭前野徴候などは，群間の差がなく，大部分の症例でみられた。またピック病では，アルツハイマー病でみられるような失行・失認症状がみられないことも確認された。対象32症例を詳細に分析した結果，次のような群間の臨床症状の相違点が見出された。

A群の症例では，初発症状はふざけ症，双極性気質，記憶定着障害で

あった．病期が進行した段階では，ふざけ症，双極性気質は徐々に減退し，その後は無干渉の状態が主体となった．記憶定着障害はこの段階でもみられた．多くの症例で，同語反復，反響言語，常同行為とともに，食欲亢進や過食がみられた．失語の徴候や多弁がみられた症例もある．この群では構音障害や錐体外路症候はみられなかった．

B群でみられた症候は，これとはかなり異なるものであった．初発症状は無干渉，抑うつ的気質であり，記憶定着障害はみられなかった．病期が進行した段階では無干渉に加えて前頭葉性の時間的順序についての記憶障害，食欲亢進，過食，同語反復，反響言語，常同行為もみられるようになった．完全な緘黙状態に至った症例もみられた．この群では錐体外路症候，錐体路症候，構音障害が頻繁にみられた．

C_1群の症例にみられた症候は，多くの点でA群と類似していた．ふざけ症，双極性気質，記憶定着障害，症例によっては失語症の症候，一過性の多弁である．また錐体路症候，錐体外路症候，構音障害がみられた例はなかった．

C_2群では，無干渉，抑うつ的気質，前頭葉性記憶障害，大食，過食，同語反復，反響言語，常同行為，また症例によっては緘黙状態がみられるなど，臨床的にはB群に非常によく似ていた．

側頭葉-眼窩部領域に優位な萎縮がみられたA群およびC_1群では，ふざけ症，双極性気質，記憶定着障害がみられ，共通の症候がみられた．これらの症候は，前頭葉穹隆部に優位な萎縮がみられ，無干渉，抑うつ的気質，前頭葉性の時間順序についての記憶障害が特徴的な症候であるB群およびC_2群では観察されなかった．

錐体外路症候，錐体路症候，構音障害は，萎縮がしばしば中心前回にまで拡がり，また基底核が高度の変性を示すことが多いB群およびC_2群でみられた．これらの神経症候は，側頭葉優位の萎縮を示すが基底核の変性は非常に軽度あるいは変性を免れることもあるA群およびC_1群では観察されなかった．

PES症候群(同語反復，反響言語，常同行為)は，大食，過食と同様に，B群およびC_2群(前頭葉穹隆部萎縮)，さらにA群(側頭葉萎縮，しかし前頭葉穹隆部にまで萎縮が及ぶ傾向がある)でも観察された．常同言語はA群のみで観察された．側頭葉萎縮を呈するが，前頭葉穹隆部には及ばないC_1群では，PES症候群はみられなかった．

これらの臨床的特徴の相違は，統計学的にも有意であった。このほかにも，統計学的には有意ではないものの，興味深い臨床的な相違がみられた。一過性の多弁，失語症候は側頭葉萎縮群で観察され，一方，前頭葉群では完全な緘黙状態を示す症例が多かった。

今回の検討結果から，A群とB群，C_1群とC_2群の臨床的な相違点は，変性の組織学的な性状と関係しているのではなく，病変の分布に関係していることが明らかであろう。側頭葉病変群（A+C_1）と前頭葉病変群（B+C_2）の間には，有意な臨床的な二分法が成立する。

現在のわれわれの知見をもとにすれば，臨床的に側頭葉型ピック病症例を前頭葉型ピック病症例と区別することは可能であると思われるが，臨床所見から変性の組織学的性状，すなわち神経細胞腫大と嗜銀性封入体の存否を予見することは不可能であろう。

コラム　Langら[4)]による「頭頂葉型ピック病」報告例の抄訳

患者は72歳時に，左半身の協調運動障害と全身の筋力低下，歩行障害を主訴に初診した。既往歴に脊椎前彎，若年時のリウマチ熱があるが，後者による舞踏運動や心臓疾患はみられなかった。初診時には左側で中等度，右側で軽度の筋強剛がみられた。反復交互変換運動では寡動が明らかであり，それに加えて失行の存在を示す症状を認めたが，観念運動性失行はみられなかった。左手には姿勢時および運動時の振戦がみられた。歩行時には左腕の振りが低下していた。継ぎ足歩行は困難であり，行為障害が存在するものと思われた。初診時には，パーキンソニズムに強い失行の要素を伴っている，という印象であった。レボドパ・カルビドパの合剤投与により，軽度ではあったが，明らかな振戦の減弱，歩行状態の改善，全身の筋力が低下しているという感覚の改善が得られた。

その約1年後に，神経症状が増悪したため，診察の機会があった。患者はベッドから外に出ることが困難であり，何かをする前に「自分がしようとしていることを，とても注意深く考えなければならない」と述べた。しばしば左の上肢・下腿をぶつけた。左手で物を見ずにつかむことが困難であり，意識しないと左手を物体（例えばドアのノブや電灯のスイッチなど）から放すことが困難であった。患者は「自分の左手は自分の思う通りには動こうとしな

い」と話した．歩行中にも同じような問題があることを訴えていた．何かをつかもうとして腕を伸ばすと，手が物体の前で止まり，その後で急に持ち上がるため，数秒間は手を伸ばし続けることができないことに自分で気づいていた．また，車を駐車しようとすると，決まって車が角に乗り上げ，駐車スペースにまっすぐに停めることができない，と訴えた．

　ベッドサイドでの精神機能テストはおよそ正常範囲であり，記憶や言語の障害はなかった．脳神経では衝動性眼球運動，上方視の継続が困難であった以外には，特に異常なかった．また，感覚についての検査の際に，閉眼を維持することが困難であった．口腔および舌に失行はなかった．左優位に，両上肢での姿勢時および動作時の振戦がみられた．左上肢を挙上するミオクローヌス様の不随意運動が頻繁にみられ，また触覚刺激に対しても，さらに頻度は少なくなるが音に対しても，反射性にミオクローヌス様の挙上運動がみられることもあった．頸部および左優位に上肢に中等度の，さらに両下肢には軽度対称性の筋強剛を認めた．筋力，協調運動には著変なく，深部腱反射は全体的に亢進，足底反射は屈曲であった．左上肢・両下肢には中等度の，右上肢には軽度の寡動を認めた．両手の明らかな把握反応を認めた．また吸引反射とともに，両手に模索する傾向を認めた．患者は左手でズボンあるいはセーターの裾をつまもうとする傾向があった．また右手の母指および示指で続けてタッピングを行うことがあった．左半身を診察中に，上肢，特に右手で，検者の上肢をつかもうとする傾向があった．これらの行為に対して注意を向けさせられると，患者は幾分か驚いたように見え，また自分自身でこれらの行為を抑制することが困難であるようだった．観念運動性失行についての課題は問題なく行われた．歩行はやや緩徐であったものの歩幅は十分であった．しかし左腕の振り方が少なかった．左側の爪先歩行，踵歩行は不可能であった．また継ぎ足歩行をさせようとすると，左足を適切に動かしたり，地面に置くことができず，失行のようであった．また，常に身体を右側に捻っていたが，左足を持ち上げて右足の前に置くことができなかった．感覚についての検査では，触覚，針を用いた痛覚，温度覚，固有覚，立体識別覚いずれも正常であった．皮膚書字覚は両上肢で正常であったが，左下肢では右下肢よりも多くの誤りがみられた．両側同時刺激では，常に左足の感覚が消去されていた．

　臨床的にはCBGD(cortical basal-ganglionic degeneration)と診断された．一般的な血液検査，生化学検査では異常なかった．MRIでは全般

的な中等度の脳萎縮を認めたが，非対称性でも葉性でもなかった．

神経心理学的検査の結果，知的機能は年齢標準であり，論理的な事項を処理，再生できることも判明した．患者は軽度の脱抑制行動を示した．視空間認知機能は正常であった．しかし施行ごとに新たな情報を要する課題や，手続き学習，対連合学習などの課題では，成績は有意に低下していた．通常のジェスチャーを行う際には観念運動性失行の存在を示す症候はなかったが，プルドゥー Purdue ペグボードテストやビーズタッパーテストの際には，左手の動きは失行的であった．例えば，電報のキーをたたこうとすると，示指だけを動かそうとして，手全体の動きをコントロールすることができなかった．

その後，運動症状が増悪したため，療養型病院に転院し，2年後の77歳時，神経症状が出現してから5年後に死亡した．

神経病理学的所見

固定後の脳重は 1050 グラム．外表の観察では，非対称性で右側に優位な皮質の萎縮がみられた．右前頭葉皮質は中等度に萎縮し，中心前回では著明な「ナイフの刃」状の萎縮が明らかであった．高度の萎縮は中心後回を含む頭頂葉にも及んでいた．中等度の脳回萎縮は側頭葉の先端部にもみられた．その他の側頭葉・後頭葉は比較的保持されていた．左側では中等度の萎縮が前頭葉・中心後回にみられた．大脳の冠状断の割面でも，前述の部位の萎縮がみられた．さらに扁桃体，嗅内野，島葉，帯状回も萎縮し，特に右側で明らかであった．視床および線条体の軽度萎縮も明らかであった．軽度ながらびまん性の脳室拡大，半卵円中心における白質の消失，脳梁の菲薄化がみられ，右側でやや優位であった．脳幹の水平断では異常を認めなかった．黒質・青斑核の着色は正常であった．小脳の矢状断も異常なかった．

組織学的には古典的なピック病に特徴的な所見が認められた．障害が最も強い部位では，皮質外套は薄いグリア細胞が帯状に集合した状態になっていた．特に3層および5層で無数の肥大細胞を認めた．肥大細胞は嗜銀性であり，リン酸化ニューロフィラメント抗体に強陽性であった．また無数の神経細胞が典型的なピック小体を含んでおり，多い場所では $1\,mm^2$ あたり10個に達した．ピック小体は強い嗜銀性を有し，リン酸化ニューロフィラメントに対してさまざまな程度の染色性を示し，封入体全体が一様に強くユビキチン化していた．歯状回海馬采の部位には非常に多くのピック小体が認められた．頭頂葉で最も変性の強い部位では，広範な皮質表層の海綿状変性および

高度の白質変性がみられた。海馬および海馬傍回には少数の神経原線維変化が，空胞変性とともに認められた。老人斑は認めなかった。

　脳幹・視床の代表的切片では，特記すべき所見を認めなかった。中脳の切片では黒質の色素含有ニューロンは正常にみられ，反応性グリオーシスやメラニンの遊出は認めなかった。黒質ニューロンのうち，あるものはニューロメラニンに置換して，大きな，不明瞭かつ不規則な形態の好塩基性封入体を含んでいた。橋・延髄・小脳の代表的切片では，特記すべき所見を認めなかった。

【症例 2】
パーキンソン症状で発症し，多彩な巣症状がみられた79歳女性例

■臨床経過

　死亡時79歳の女性。74歳時，歩行の際に右足がふるえるようになった。1か月後には歩行中に右側に傾くようになった。その後，右手にもふるえが出現し，字を書きにくくなったため，A病院外来を受診した。経過，症状よりパーキンソン病と診断。レボドパ・カルビドパ合剤服用により，振戦は改善したが，歩行時の姿勢が改善しないため，76歳時に入院し，ブロモクリプチンまたはカベルゴリンによる二重盲検による治験を受けた。歩行は改善し，外来で経過観察をしていた。しかし77歳時より記銘力が低下し，幻覚もみられるようになった。幻覚の内容は，いないはずの人がはっきりと見え，その人影に話しかける，というものであった。その後，右側に転倒する回数が増え，さらに記銘力障害が進行した。このため再度入院し，ドロキシドパを併用した結果，転倒の回数は減少した。しかし約半年後には再び転倒する回数が増えた。

　78歳時の神経学的所見は次の通りである。意識は清明であるが，ぼーっとしていることも多い。小声でぼそぼそとした話し方である。頸部・四肢で筋強剛がみられる。右上肢には姿勢時のミオクローヌスが出現する。右手の回内・回外運動では，動作の滑らかさを欠いているため，拙劣な印象を受ける。全方向への姿勢反射障害がみられる。歩行の開始時にはすくみがみられる。歩行中には右下肢を引きずり，腕振りが両側でみられない。高次脳機能としては，長谷川式簡易知能評価スケール改訂版(HDS-R)で3/30と高度に低下していた。コースKohs立方体では得点0であった。言語面では錯語が頻発し，喚語困難，理解障害もみられた。行為では左上肢に強い観念運動性失行と観念性失行がみられた。また，丸い椅子に正しく座れない，という自己身体定位失行もみられた。全体とし

【症例2】 パーキンソン症状で発症し，多彩な巣症状がみられた79歳女性例　65

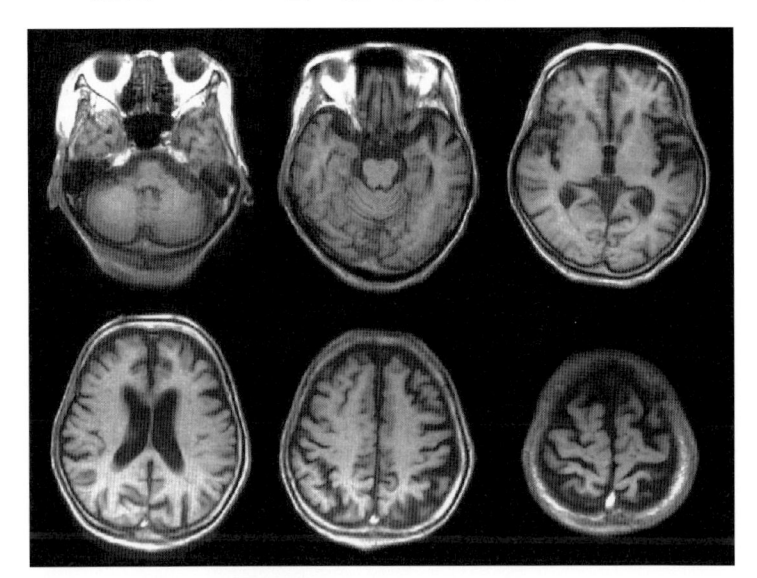

図2-1 発症約4年後の頭部MRI所見

て，パーキンソン症状に加えて，重度の認知機能障害と，両側頭頂葉機能低下による行為障害がみられ，さらに失語の存在も疑われた．この時点のMRIでは左優位の大脳半球萎縮(左シルヴィウス裂の開大と側頭葉萎縮)(図2-1)，SPECTでは左半球の全体的な取り込み低下(特に側頭葉から頭頂葉にかけて)がみられた(図2-2)．

79歳時より嚥下が困難となり，排痰量の増加に伴い呼吸が困難となった．このため入院加療されたが，両側の肺炎を併発し，約3週間後に死亡された．全経過は約4年半であった．

■臨床的特徴のまとめ

1) 74歳時にパーキンソン症状で発症
2) 抗パーキンソン病薬によりパーキンソン症状は改善した
3) 発症約3年後から記銘力障害，幻視が出現
4) 発症約4年後に高度認知症，失語症状，行為障害(観念性失行，観念運

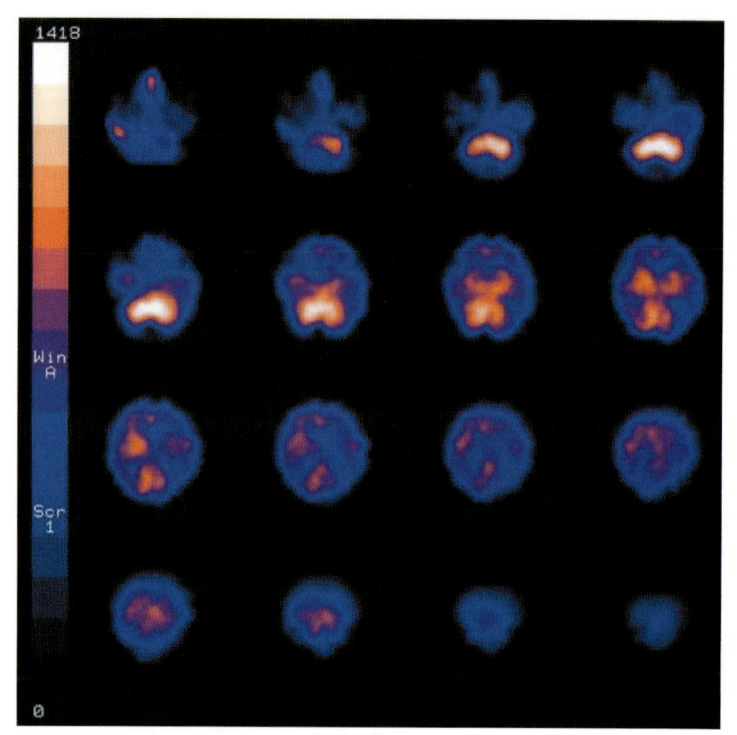

図 2-2　発症約 4 年後の脳血流 SPECT 所見

動性失行，自己身体定位失行）が明らかとなった
5）全経過は約 4 年半

■**臨床診断**

認知症を伴うパーキンソン病

■**病理所見**

肉眼所見

　固定後の脳重量は 1090 グラムと減少していた。外表面からは，両側前頭葉が中等度に萎縮しているが，頭頂葉には萎縮はみられない。割面では

【症例2】 パーキンソン症状で発症し，多彩な巣症状がみられた79歳女性例

左海馬が小さく，また黒質および青斑の脱色素がみられる。

組織学的所見

両側の吻側海馬傍回と迂回回では，皮質表層に海綿状変化がみられる。迂回回には反応性アストログリアが明らかに増生している(海馬傍回では軽微)。また皮質表層と第5層には層状に多数の神経原線維変化がみられる。皮質深部には多数の神経原線維変化とともに，老人斑が多数みられる。

側頭葉新皮質，前頭葉，頭頂葉でも，海馬傍回よりは少ないものの，老人斑，神経原線維変化がみられる。後頭葉視覚皮質でも老人斑はみられるが，神経原線維変化はみられない。海馬では少数の神経原線維変化，多数の老人斑がみられ，また顆粒空胞変性，平野小体もみられるが，神経細胞の数は保持されている。

これらの所見に加えて，大脳皮質にはαシヌクレイン免疫染色陽性の皮質型レヴィ小体が多数みられる(図2-3, 4)。レヴィ小体は皮質深部の小型神経細胞に多くみられ，海馬傍回および帯状回に多発する傾向がみられる。

基底核では少数の神経原線維変化，視床下部では多数の神経原線維変化と少数のレヴィ小体がみられる。マイネルト基底核では神経細胞が減少し，残存する神経細胞の多くに神経原線維変化がみられる。扁桃体では皮質型レヴィ小体，神経原線維変化，老人斑が多数みられる。

中脳黒質のニューロンは高度に脱落し，グリオーシスが明らかである。残存ニューロンに少数の(脳幹型)レヴィ小体がみられる。青斑でも明らかなニューロン脱落とレヴィ小体がみられる(図2-5)。迷走神経背側運動核でもニューロンの軽度の脱落と，多数のレヴィ小体がみられる。

小脳では，皮質，歯状核ともに異常を認めない。

病理所見のまとめとしては，①パーキンソン病理(黒質，青斑，迷走神経背側核の神経視亜傍脱落とレヴィ小体)，②辺縁系および大脳皮質のレヴィ小体，③アルツハイマー病理(辺縁系および大脳皮質の神経原線維変化，老人斑)，である。

皮質型レヴィ小体

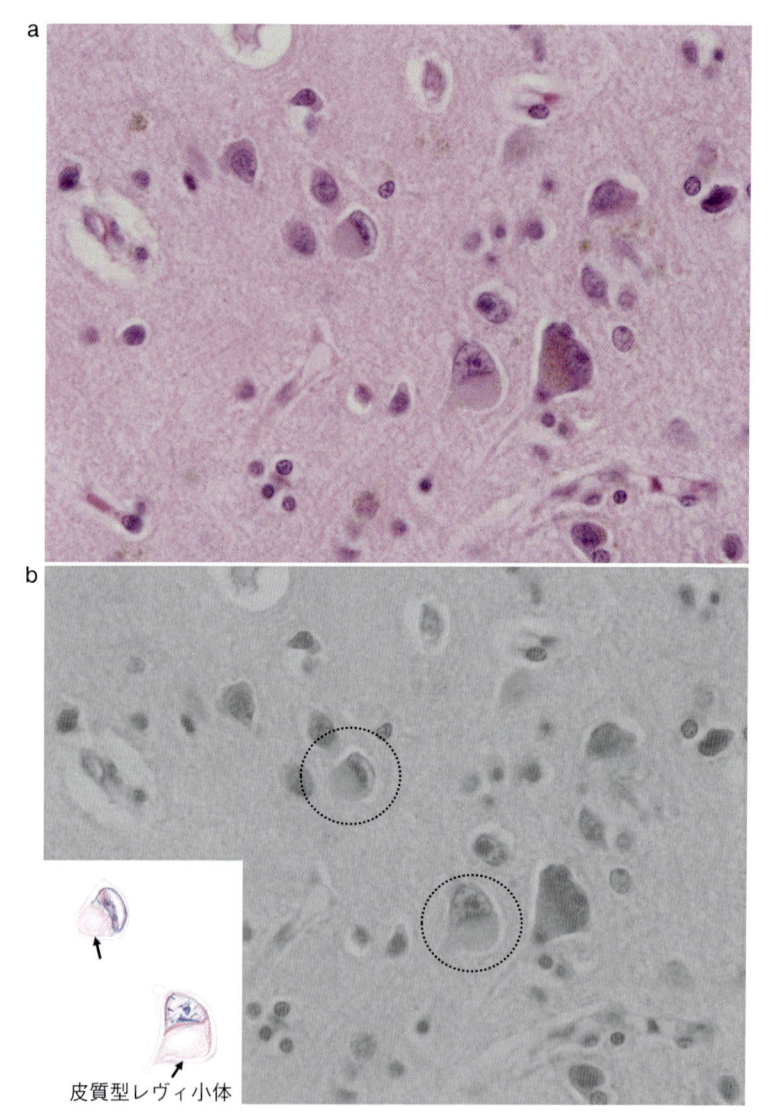

図 2-3 紡錘状回の組織病理所見（HE 染色）
a：皮質型レヴィ小体が 2 個観察される
b：破線円内に皮質型レヴィ小体が観察される
（a, b は同一視野，同倍率の写真）

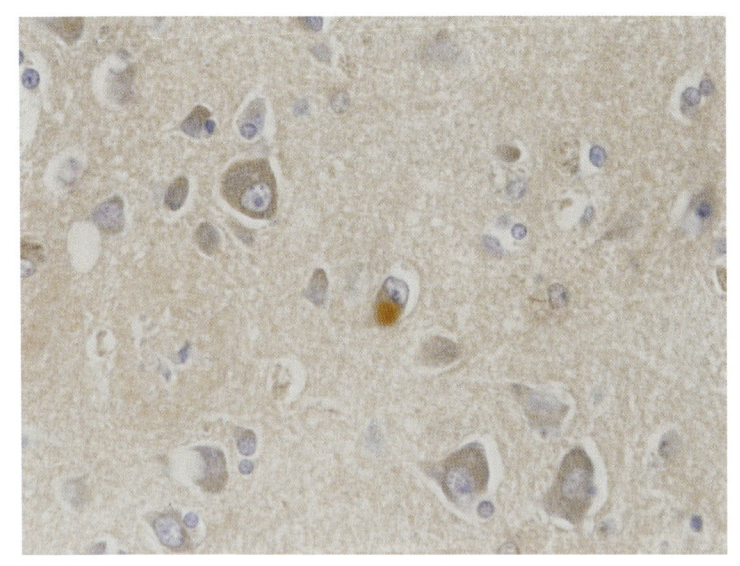

図 2-4　紡錘状回のαシヌクレイン免疫染色所見
αシヌクレイン陽性の皮質型レヴィ小体が観察される

■病理診断

レヴィ小体型認知症(dementia with Lewy bodies;DLB)

■症例についてのコメント

　本例は黒質・青斑・迷走神経運動核の変性(神経細胞脱落とグリオーシス)と脳幹型レヴィ小体を認めることより,パーキンソン病の病理所見に合致する。また大脳皮質,扁桃体には多数の皮質型レヴィ小体がみられることより,本例は病理学的にDLBと診断される。本例でみられた多数の神経原線維変化と老人斑はアルツハイマー病の所見に合致するものであるが,DLB症例では,アルツハイマー病変がしばしば合併することが知られている。このような場合,DLBの通常型と呼ばれることもある。

脳幹型レヴィ小体

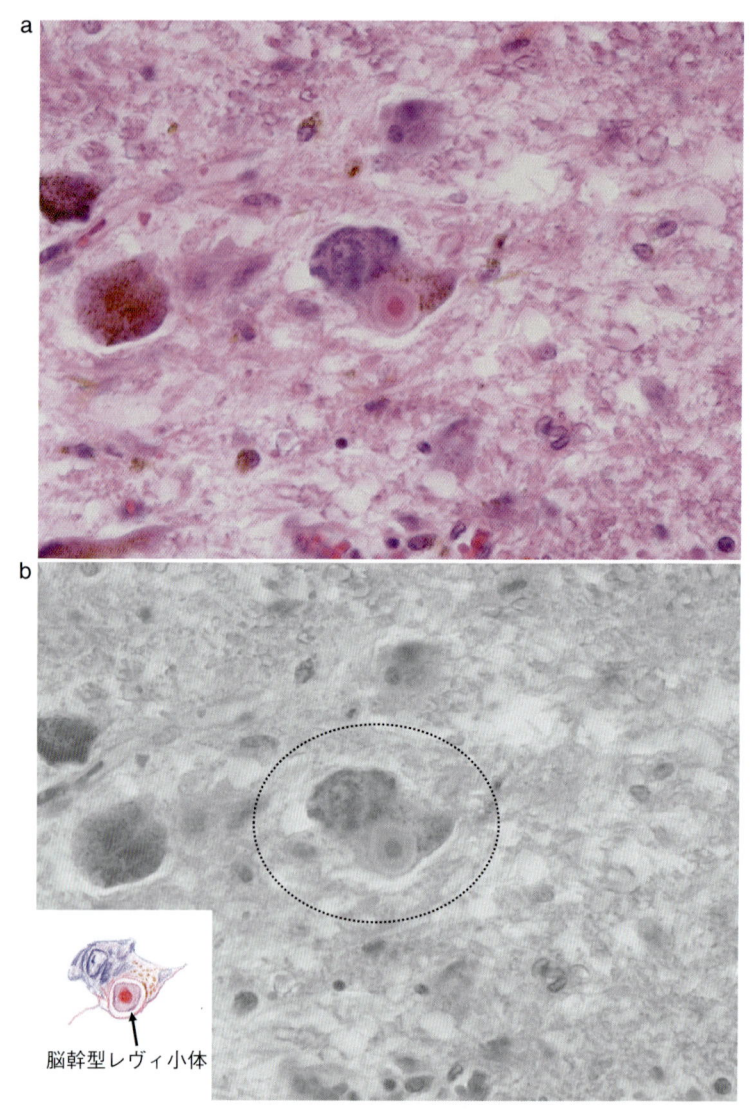

図2-5 青斑の組織病理所見(HE染色)
a：周辺にhaloを有する脳幹型レヴィ小体が観察される
b：破線円内に脳幹型レヴィ小体が観察される
(a, bは同一視野, 同倍率の写真)

■レヴィ小体型認知症の診断基準

　1995年に開催された第1回DLB国際ワークショップのコンソーシアムによるDLBの臨床病理学的診断基準が，1996年に報告された[1]。臨床診断基準では，必須症状として進行性認知機能障害，中核症状として注意および覚醒に顕著な認知機能の動揺性，詳細に構築され繰り返す幻視，特発性パーキンソニズムが挙げられている。必須症状に加えて中核症状の3項目中2項目以上がみられればprobable DLB，1項目がみられればpossible DLBと診断される。さらに支持項目として繰り返す転倒，失神，一過性の意識消失，神経遮断薬に対する過敏性，系統立った妄想，視覚以外の幻覚が挙げられている。認知機能の評価にあたっては，Wisconsin card sorting test，Trail making test，語の流暢性など，遂行機能，問題解決課題における障害，積み木課題，時計描画，絵画模写などの視空間性課題での障害が，DLBの鑑別診断に有用であると述べられている。

　病理学的な診断基準としては，レヴィ小体の存在が必須とされ，その他にレヴィ関連神経突起，老人斑，神経原線維変化，局所的な神経細胞脱落（特に黒質，青斑，マイネルト基底核），海綿状変化とシナプス消失，神経化学的異常，神経伝達物質の欠失が挙げられている。この時点では，皮質型レヴィ小体の特異的なマーカーとしてαシヌクレインが紹介されておらず，皮質型レヴィ小体およびレヴィ関連神経突起の検出にはユビキチンを用いることが推奨されている。

　本例について，この臨床診断基準をあてはめると，必須症状である進行性認知症，中核症状のうちパーキンソニズムについては，問題なく該当する。しかし「認知機能の動揺性」についてのエピソードは確認されておらず，「いないはずの人がはっきりと見え，その人影に話しかける」という幻視が，詳細に構築されたものであるか否かで，possible DLBあるいはprobable DLBという評価に分かれることになる。

　DLBの診断基準はその後改訂[2]されており，現在は2005年に報告された第3版[3]が用いられているが，それについては後の章で触れる。

■自己身体定位失行

　本例にみられた自己身体定位失行は，丸い椅子に座れない，という症状に代表されるように，自分と周囲の環境との関係を把握し，自分の身体を適切な場所に置く，という視空間認知障害の要素を含んでいる。背もたれのある椅子では，背もたれがヒントになって椅子の向きがわかるため，自己の身体をどの方向に向ければよいかを知り得るので，容易に座ることができるが，丸い椅子では手がかりがなく，自己の身体をどの方向に向ければよいかわからないため，課題の難度が高くなっていると考えられる。本症候を初めて報告した田邉[4]によれば，「他人と向かい合って座るとか，机の前に座る，というように，対他との関係で自己身体を位置づけることが求められると，患者は目的行為を十分に承知しているのに，正しい位置に座ることができず，conduite d'approche を繰り返し，時に反対向きに座ってしまうこともある。（中略）特に丸椅子の場合が困難であった。これに対し，空間的に定位が要求されない場合には，いとも簡単に座ることができる」と記載されている。

[文献]

1) McKeith IG, Galasko D, Kosaka K, et al : Consensus guidelines for the clinical and pathologic diagnosis of dementia with Lewy bodies (DLB) : report of the consortium on DLB international workshop. Neurology 47 : 1113-1124, 1996
2) McKeith IG, Perry EK, Perry RH, et al : Report of the second dementia with Lewy body international workshop. Diagnosis and treatment. Neurology 53 : 902-905, 1999
3) McKeith IG, Dickson DW, Lowe J, et al : Diagnosis and management of dementia with Lewy bodies. Third report of the DLB consortium. Neurology 65 : 1863-1872, 2005
4) 田邉敬貴：緩徐進行性失行をめぐって．神経心理 7 : 110-120, 1991

【症例3】
臨床的に単純ヘルペス脳炎と診断された63歳男性例

■臨床経過

　死亡時63歳の右利き男性。生来健康であり，既往歴にも特記することはない。61歳時の某月某日，朝から身体がだるそうであり，珍しく家族に「会社を休む」と言った。体温を計ると39℃台の発熱があった。時々後ろを振り返るような仕草がみられたり，「カーテンに何か付いている」と言ったりしていたので，家族は不審に思っていた。翌日，近医を受診し，総合感冒薬を処方され，37℃台まで解熱したが，前日と同様の異常言動は続いていた。3日後に会社に出勤し，午後8時頃まで仕事をした。退社時には同僚と最寄りの駅まで一緒にいたが，その後行方がわからなくなり，およそ50 km離れた場所で，他人の車の中で寝ているところを警察に保護された。傾眠傾向であり，またわけがわからないことを話していたため，家族に連れられてA病院救急外来を受診した。

　受診時には意識障害（JCSで2〜20，場所についての見当識が明らかに障害されている），左眼の散瞳と対光反射消失，髄膜刺激症状がみられた。髄液検査で細胞数増多（213.3/μL），タンパク上昇（121 mg/dL）が確認され，髄膜脳炎の診断で入院した。

　入院直後より，抗ウイルス薬（アシクロビル）の点滴投与を開始した。脳浮腫に対してステロイドも併用した。その後，入院時の髄液より単純ヘルペスウイルスDNAが検出され，単純ヘルペス脳炎の診断が確定した。頭部MRIでは右側頭葉内側を中心とする辺縁系に出血を含む浮腫性の病変を認めた（図3-1）。治療により徐々に意識レベルは改善し，前頭葉機能障害，記憶障害，症候性てんかんの後遺症はあったものの，約3か月後に自宅へ退院することができた。

　退院時の高次脳機能所見は次の通りである。数唱は順唱4桁，逆唱2桁であり，即時記憶が低下している。三宅式記銘力検査では有関係対が

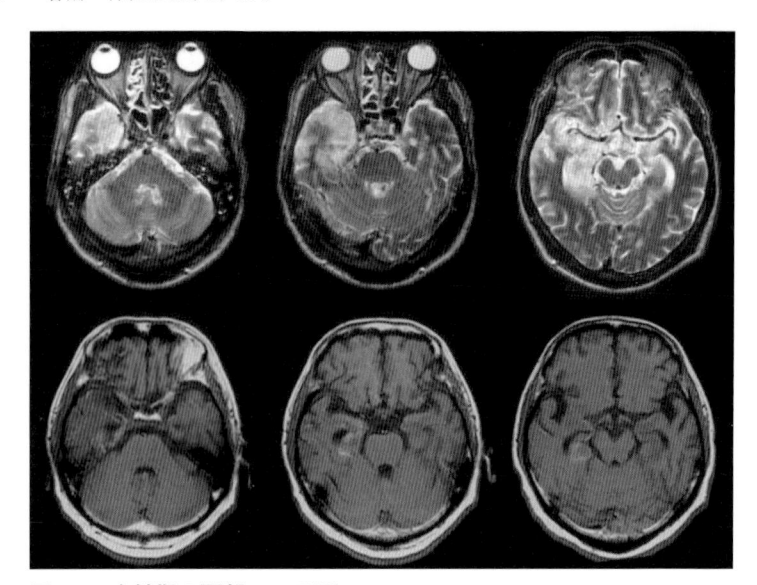

図 3-1 急性期の頭部 MRI 所見
上段：T2 強調画像，下段：ガドリニウム造影後 T1 強調画像

5-5-8，無関係対が 0-0-1 であり，記銘力の障害もみられる。日常生活のエピソードに関する記憶は比較的保持されているが，記憶再生課題では成績が低下している。再認課題では成績が改善する。質問に対して返答に窮すると取り繕うように作話がみられる。前日に聞いた物語の内容を再生させると大幅に変容している。語想起課題では語頭音で 4 個，カテゴリーで 6 個と低下している。またストループ Stroop テストでは，非ストループ条件で 20.5 秒，ストループ条件で 40 秒であり，前頭葉機能の低下が明らかである。WAIS-R の結果は言語性 IQ 83，動作性 IQ 66，全 IQ 75 である，特に動作性 IQ の低下が目立つ。行動面では脱抑制的な言動が目立つ。

退院後も外来通院を続けていたが，退院の 2 か月後に自宅から外出したまま戻らず，約 20 km 離れた公園で警察に保護される，というエピソードがあった。

発症から約2年後に痙攣重積となり，再度の入院加療を受けた。さらに半年後にも痙攣重積のために入院。加療中に急性心不全のため，脳炎発症の2年4か月後に死亡された。

画像所見の経過として，慢性期には側頭葉内側部の著明な萎縮と脳室拡大がみられた。またSPECTでは，右優位に両側側頭葉と前頭葉での取り込み低下がみられた。

■臨床的特徴のまとめ

1) 61歳時，感冒様症状に続く異常言動で発症
2) 記憶障害，前頭葉機能障害，症候性てんかんを後遺
3) 髄液検査より単純ヘルペスウイルス感染が証明された
4) 経過約2年4か月で合併症により死亡

■臨床診断

単純ヘルペス脳炎

■病理所見

肉眼所見

固定後の脳重量は1270グラム。外表面からの観察では，くも膜の白濁と肥厚がみられる。主要血管の動脈硬化性変化は軽度である。右側頭葉は上側頭回を残して，内側面まで広範に壊死している。壊死した部位は褐色調であり，ヘモジデリンの沈着が推察される。左側頭葉先端部にも茶褐色の部位がみられる。内側面では右帯状回が陥凹し茶褐色となっている。右乳頭体は左に比べてはるかに小さい。

大脳の割面では，右優位に著明な脳室の拡大がみられる。右大脳半球については，以下の所見がみられる。島回の障害，海馬・海馬傍回の出血性壊死，視床の障害(前核が萎縮している)，脳弓の萎縮，前頭葉内側面の皮質・皮質下の障害，中側頭回より内側の側頭葉全体の障害(出血性壊死) (図3-2)，視放線の障害，前脳基底部の障害，脳梁膨大の軟化，前交連の

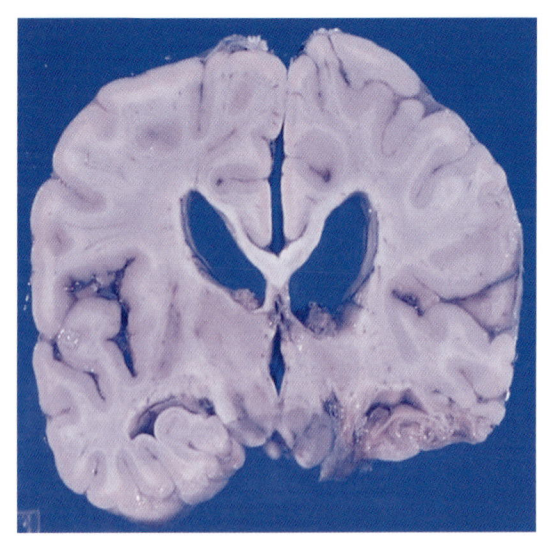

図 3-2 肉眼病理所見(乳頭体のレベルでの冠状断)
右側頭葉は高度の壊死を呈している

痕跡化,鉤回の障害。左半球については異常はみられない。

組織学的所見

　右海馬から海馬傍回・後頭側頭回・下側頭回・中側頭回にかけて,高度の壊死がみられる(図 3-3, 4)。皮質の神経細胞は脱落し,グリア細胞に置換されている。またヘモジデリンを貪食した組織球が多数みられ,陳旧性の出血が示唆される。皮質下白質もアストログリアの浸潤がみられ,髄鞘染色性が低下,軸索も消失している。しかし Cowdry A 型の核内封入体はみられない。単純ヘルペス 1 型および 2 型の免疫染色も陰性である。

　前交連,海馬交連,脳弓などの線維束は,髄鞘の染色性が低下し,アストログリアに置換されている。また組織球の浸潤がみられる。乳頭体も右側は壊死しており,神経細胞脱落とグリア細胞の増生,組織球浸潤がみられる。右視床前核でも神経細胞脱落とグリア細胞増生が明らかである(図 3-5)。これに対して,左側の乳頭体・視床前核は病変を免れている(図 3-

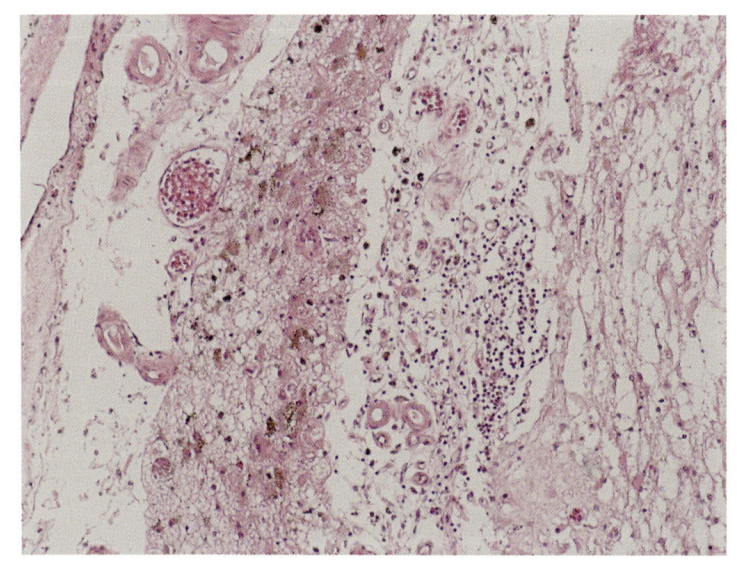

図 3-3　右海馬の病理組織所見①（HE 染色）
陳旧性出血を示唆するヘモジデリンの沈着，アストロサイトの増生，炎症細胞浸潤が観察される

6）。

　前頭葉底面〜内側面にかけても，右側では側頭葉病変と同様の壊死組織が目立つ。左側はほぼ正常である。

　病理所見のまとめとしては，①海馬を中心とする右側頭葉，前頭葉底面の出血性壊死性病変，②パペッツ Papez の回路（乳頭体，視床前核，脳弓など），前交連，海馬交連の損傷，である。

■病理診断

単純ヘルペス脳炎として矛盾しない

■症例についてのコメント

　本例は臨床的に単純ヘルペス脳炎の診断が確定し，臨床症状，画像所見と病理所見との対応が問題となる。組織学的には，単純ヘルペス脳炎で出

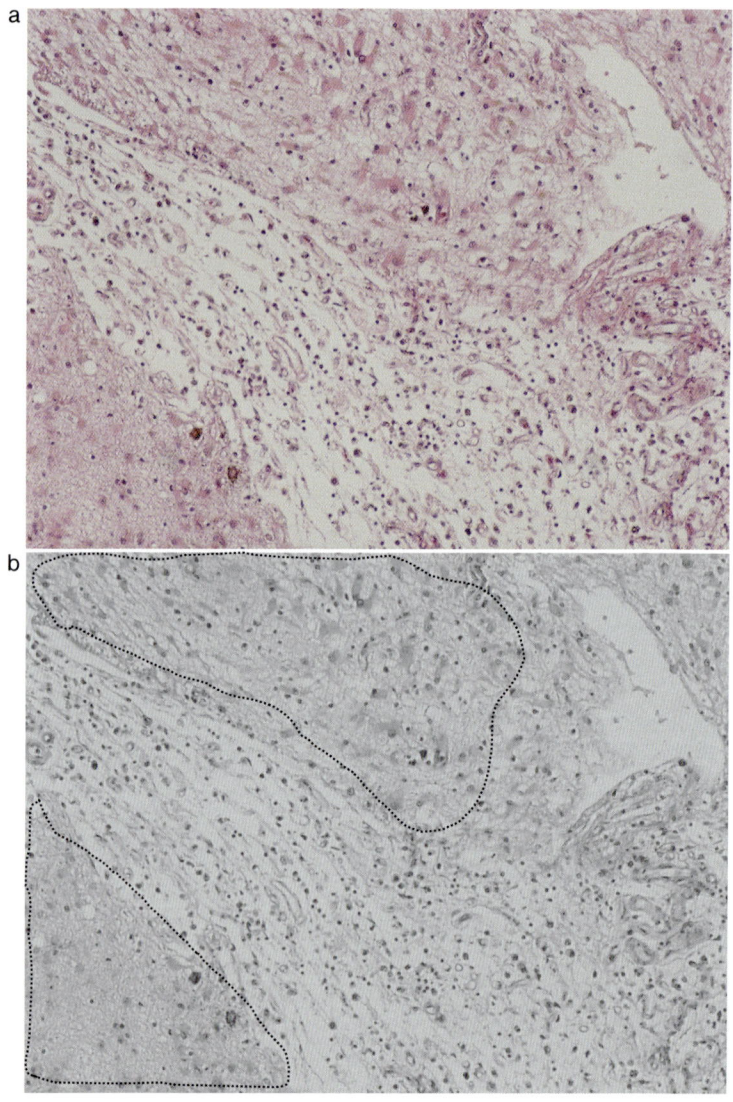

図 3-4 右海馬の病理組織所見②(HE 染色)
a：肥胖型アストロサイトの増生と生地の粗鬆化が観察される
b：破線枠内に肥胖型アストロサイトの増生が観察される
(a, b は同一視野, 同倍率の写真)

【症例3】 臨床的に単純ヘルペス脳炎と診断された63歳男性例

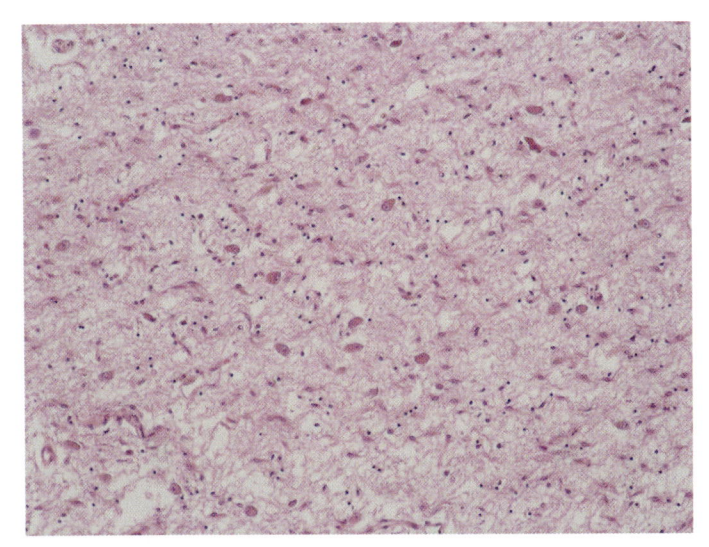

図3-5 右視床前核の病理組織所見（HE染色）
神経細胞が減少し，ニューロピルは高度に粗鬆化している。またアストロサイトの増生が観察される

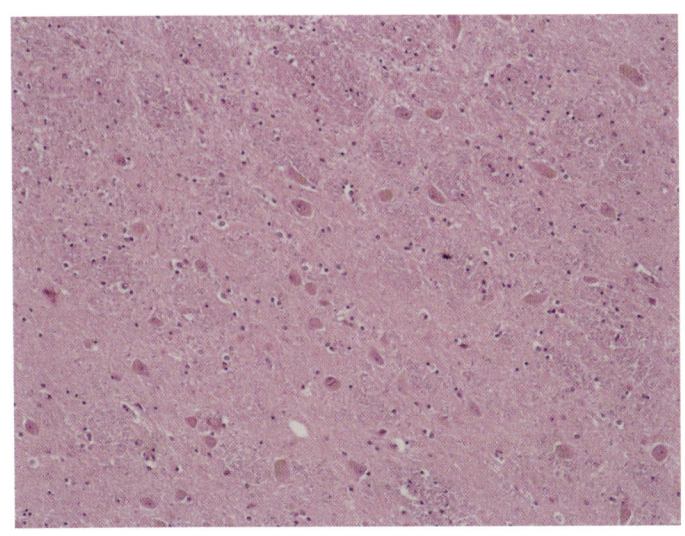

図3-6 左視床前核の病理組織所見（HE染色）
神経細胞は保持されニューロピルも正常である

現されるとされる Cowdry A 型封入体が確認できず，また単純ヘルペスウイルス抗体を用いた免疫染色でも陰性であった．このため，病理学的に単純ヘルペス脳炎という診断を確定させることはできないが，これは本例のように急性期にアシクロビルによる治療を受けた症例では稀ならず経験される．

本例の病変の首座は海馬を中心とする右側頭葉全体であり，陳旧性出血を伴う壊死性病変であった．神経細胞脱落とグリオーシス，ヘモジデリンの沈着が組織像の主体である．また病変は側頭葉にとどまらず，前頭葉底面から内側面にかけてもみられた．本例では脱抑制，性格変化など，前頭葉機能低下を示唆する症状もみられ，SPECT でも側頭葉および前頭葉における取り込み低下がみられたことから，臨床症状，画像所見，病理所見が対応していることがわかる．

海馬からの遠心性線維は脳弓を経て乳頭体に達し，ここで乳頭体視床束（ヴィック・ダジール Vicq d'Azyr 束）にインパルスを引き継いで，視床前核に達する．この核は帯状回皮質に投射しており，帯状回皮質からの線維束は帯状束を通り海馬（海馬支脚）へ戻る．この一連の経路を Papez の回路と呼ぶ．海馬や視床前核，脳弓の病変で記憶障害が出現することが，これまでの臨床研究から示されているように，Papez の回路は記憶形成など，辺縁系の機能を考えるうえで重要な存在となっている．

前述のように，本例における主病巣は海馬であるが，海馬のニューロンが障害されたため，海馬からの出力系である脳弓，インパルスの到達先である乳頭体が二次的に障害され，さらに変性が視床前核にまで及んだものと推察される．

一方，海馬への求心路は嗅内野からの線維束，帯状束，さらに反対側の海馬，嗅内野より脳弓交連を経て到達する線維束である（つまり脳弓は遠心路と求心路の両方向性の線維束ということができる）．本例では組織学的に海馬交連の損傷も確認されているが，これは海馬の損傷により求心路が逆行性に障害された結果と考えることができる．

【症例4】
臨床的にピック病と診断された54歳男性例

■臨床経過

　死亡時54歳の右利き男性。最終学歴は専門学校卒。鍼灸師，マッサージ師の資格を取得し，自宅で施療していた。

　49歳時に交通事故を起こした頃から，物忘れ，人格変化，行動異常などが目立つようになり，落ち着きがなく，わけのわからないことを言うようになった。具体的には，自営の指圧・マッサージ治療院に通院していた患者あてに手紙（内容は自分の自慢話）を書いて患者宅のポストに入れる，事前に何の連絡もせずに昔の知人宅を訪ねて上がりこみ迷惑がられる，以前の隣人宅を訪ねて，その人の夫がかつて浮気をした話をする，1時間おきに自転車で出かけては戻ってくることを繰り返す，などである。そのため，妻に連れられて，A病院を受診した。

　神経学的所見として，見当識障害がみられた以外には，診察可能な範囲では，筋強剛や痙性，腱反射亢進や病的反射などの異常所見はみられなかった。高次脳機能の特徴としては，常同行動，時刻表的行動，滞続言語，脱抑制などの行動異常（言語検査室では検査の図版のページを勝手に繰り，禁止しても従えない，待合室で待っているように指示しても帰ってしまうなど，環境依存あるいは脱抑制的言動，立ち去り反応，考え無精），病識欠如，人格変化（易怒性），重度の知的機能低下，重度の記銘力低下がみられた。

　以下は言語聴覚士とのダイアログである。

　――　○○さん，お体のことで，何が一番お困りですか？
　「ぼくはね，異常ないけどね」
　――　特に変わったことはないですか？
　（無言で頷く）

——　お仕事は，どんなお仕事をなさっていたんですか？
「あのね，そこのね，○○館っていうところなんだよね」
——　そこでどんなことを？
「自営業専門なんだよね」
——　自営業っていうと？
「あのね，○○館っていうんだよね①」
——　どんな字ですか？
「あのね，（字を書く真似をする），だから，ぼくら有名になったみたいで，アメリカのアダムスミス大学から博士号を申請しませんか？　って連絡がきたから，びっくりしちゃったんだよね。どういうことで？　って聞いたら，脊椎すべり症と分離症のことで書いてくれませんか？　ってね。あとね，血圧のことも書いて送ったんだよね②。自動血圧計ではだめだ，ってね。そういう人でね，死んじゃってる人もね，3人くらいいるんだよね，一番若い人でね，37歳で死んでいるんだよね。○○の方の，○○に住んでいてね，○○のスナックでママさんをやっていたんだよね。その人もさ，最初は腰の治療に来てね。1か月くらいで腰の痛みはとれたんだよね。それで『先生，肩も凝るからちょっとみてよ』『ああ，そうなんだ』って，ぼくが診察したらね，肩凝りじゃないんですよね。頭の後に交感神経っていうのがあってね，それが興奮状態になって，肩凝りと勘違いするんだよね。それでね，血圧測ったら高いから『ああ，これ血圧だから内科に行ってよね』って言って帰ってもらったんだよね。そしたらね，1週間くらいして，その女友だち紹介してくれた人が来て，『今どうしてるんだい，あの人どうしてるんだい？』って言ったら，『ああ，腰が全然痛くないわよ。それで私に先生のところ紹介してくれたんだよ』って言ってね，『ああ，腰は治ってるんだね。血圧であんな状態になってるから病院に行けって言ったんだよ』って言ったらね，『じゃあ，私が治ったらね，お礼かたがた聞いてくるからね』って言って，3週間くらい毎日治療に来たらね，腰の痛みがとれたらね，『じゃあ先生，あの人のところ，お礼かたがた，どんな具合か聞いてくるからね』ってね，午前中に帰ったんだよ

ね。そしたらね，『先生，あの人死んじゃってんだよね』って言うから，『ええ，何でよ？』って言ったら『脳出血なんですよ』って言うから，『あらあ，やっぱり』と思ったんですね。それでね，2人で治療に来てね，同じ苗字だったから，『ご主人どうしたんだよ』って聞いたら『え，あの人ご主人なんていないよ』って言うから，『え，こういう名前の人だよ』って言ったら，『あ，それ同棲してた人の名前なんですよ』っていうから，その人に会って『どうしたんだよ』って言ったら『あれももう別れちゃって，一緒にいないんですよね』っていうから『あらー』と思ってね。それでびっくりしちゃったんだよね」

── そうすると，○○さんのお仕事は，腰を治療されるお仕事ですか？

「うん」

物品呼称の場面
（ボール）
「これ，風船だよね」③
── ちょっと触ってみてください。
（触った後に）「風船だよね，風船でしょ？」
── 「ぽ」が付きます。
「ぽーすと，だよね。ぽーすと，でしょ？」④

（かなづち）
「ああ，それねえ，わかんないけどね」⑤
── どうやって使いますか？
（机をたたく動作をする）
── かな…
「かなやく，でしょ？」⑥
── かな…
「かなやく，でしょ？」⑦

(くし)
(即座に)「ああ，これ，くしでしょ？」

(ろうそく)
(即座に)「あ，これはわかんないけどね」⑧
——"ろ"がつきます。
「ああ，そう。ロースト？」⑨

(灰皿)
(即座に)「灰皿だよね」

(輪ゴム)
「ああ，それ，(しばらく沈黙)わし，だよね。わし，でしょ。」⑩
——"わし"でいいですか？
「うん」
——"わ"がつきます。
「ワープロだよね」⑪

(マッチ箱)
「ああ，(しばらく沈黙)わかんないけどね。○○って書いてあるね(マッチ箱の表面にある字を読み上げる)」⑫
——どうやって使いますか？
「あのね，灰皿でしょ？」⑬
——灰皿でいいですか？ "ま"が付きます。
「ま，まぐ，まー，まーしろでしょ。ねえ」⑭

　①と⑬は保続，②は作話，③は錯語，④～⑪と⑭は考え無精，新造語，⑫は環境依存的な発言と考えられる。また②の後に続く自発話の内容も，本題から逸れたものが延々と続いている。

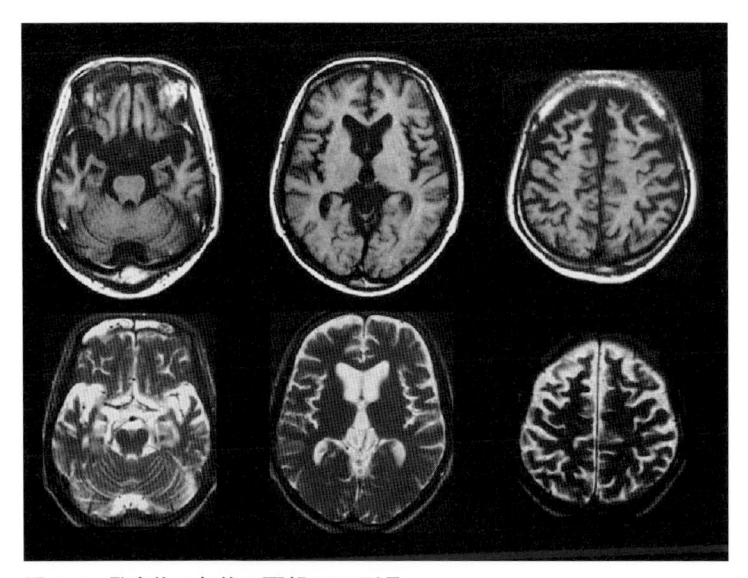

【症例4】 臨床的にピック病と診断された54歳男性例　85

図4-1　発症約1年後の頭部 MRI 所見
上段：T1強調画像水平断，下段：T2強調画像水平断

　MRIでは両側側頭葉先端部から下部にかけて著明な萎縮，両側前頭葉の萎縮がみられた（図4-1）。
　その後はA病院外来に定期的に通院していたが，自宅では目の前にあるものを食べ尽くす，という行動がみられ，体重も増加した。さらに徘徊や不眠が続くため，睡眠薬，向精神薬を処方されたが，効果はなかった。53歳時には自宅から外出したまま行方不明となり，自宅から約15km離れた海岸の埠頭で発見され，高度の脱水状態のため，B病院にて約1週間の入院加療を受けた。しかしこれらの症状は徐々に消失し，定期的に通院していたA病院の外来でも，診療場面ではほとんど話をしなくなり，担当医の顔をじっとのぞき込むだけになってきた。また，この頃から体重減少が進行した。家族の顔もわからなくなっていたようであった。突然の心肺停止により全経過約5年で死亡された。

■ **臨床的特徴のまとめ**

1) 49歳時より認知症症状が出現，進行
2) 前頭葉機能障害（考え無精，時刻表的行動，常同行動，脱抑制，環境依存症候など）が主体
3) 頭部 MRI で両側前頭側頭葉萎縮
4) 全経過約 5 年

■ **臨床診断**

ピック病（または FTD）

■ **病理所見**

肉眼所見

　固定後の脳重量は 950 グラムで，高度の脳萎縮がうかがわれる。外表からは，前頭葉と側頭葉に限局し，かつ側頭葉優位の高度萎縮がみられる（図 4-2）。割面では，側頭葉吻側と運動皮質より前方の前頭葉の脳回にナイフの刃状の萎縮がみられる。側頭葉の萎縮は内側ほど強い。脳幹では黒質の高度脱色素と青斑の脱色素がみられる。これらの所見はピック病の肉眼所見に一致する。

組織学的所見

　側頭葉内側面では吻側に最も強い変性（神経細胞脱落とニューロピルの粗鬆化，グリオーシス）がみられる。扁桃体でも全体に高度の神経細胞脱落とグリオーシスがみられる。迂回回でも同様の所見である。海馬では CA1 と海馬支脚移行部に限局性の高度神経細胞脱落，グリオーシスがみられる。海馬傍回でも同様の所見がみられるが，側副溝の外側（後頭側頭回から下側頭回）では変性所見は軽度である。皮質表層では海馬傍回から上側頭回まで，側頭葉全体に海綿状変化がみられる。海馬，海馬傍回を除いた側頭葉皮質には風船状ニューロンがみられる。扁桃体にも少数の風船

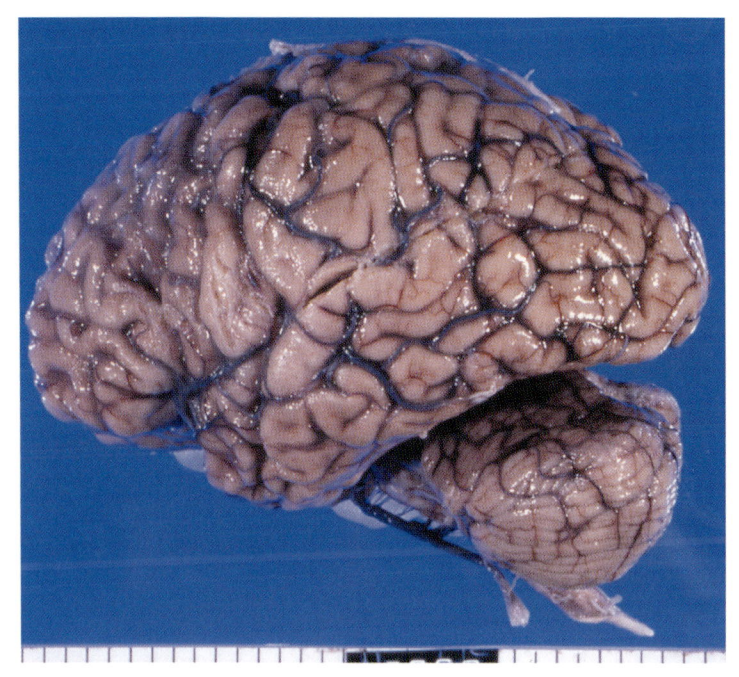

【症例 4】 臨床的にピック病と診断された 54 歳男性例

図 4-2　肉眼病理所見(左大脳半球側面像)
前頭葉および側頭葉前半部の高度の萎縮が観察される

状ニューロンがみられる。いずれの部位でも老人斑や神経原線維変化はみられない。側頭葉極では皮質が高度に萎縮し，神経細胞脱落と表層の海綿状変化，皮質下白質のグリオーシスがみられる。また少数の風船状ニューロンがみられる。前頭葉では穹窿面で皮質表層の海綿状変化，ニューロピルの粗鬆化，軽度の神経細胞脱落，少数の風船状ニューロン(図 4-3)がみられる。眼窩面では少数の風船状ニューロンがみられるが，皮質の変性所見は認められない。運動皮質では正常の形態の Betz ベッツ細胞が観察され，変性所見はみられない。頭頂葉には変性所見を認めない。基底核や視床にも異常はみられない。

　黒質は両側ともに，メラニン含有ニューロンが高度に脱落し，著明なグリオーシスがみられる。動眼神経核のニューロンは保たれている。青斑で

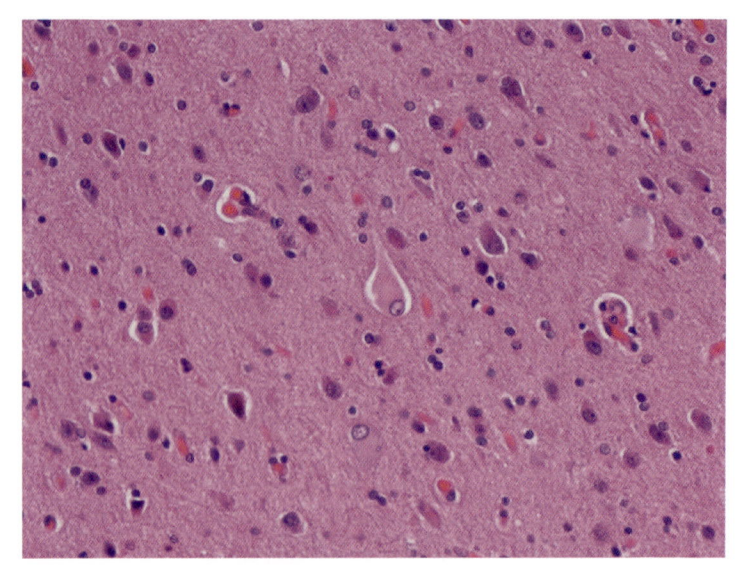

図 4-3 前頭葉皮質の病理組織所見(HE 染色)
風船状ニューロン(ピック細胞)が観察される(症例 1 も参照されたい)

は神経細胞脱落とメラニンを貪食したミクログリアがみられる．延髄では，舌下神経核，延髄錐体ともに保たれている．小脳には異常を認めない．

　ここまでの所見では，症例 1 で紹介した Constantinidis ら[1]によるピック病分類でタイプ B〔ピック球は存在せず，風船状ニューロン(ピック細胞)のみ存在するタイプ〕に該当する．しかしながら，抗タウ免疫染色で，海馬錐体細胞が一様に陽性所見を呈し，さらに黒質，青斑の残存神経細胞，側頭葉皮質・皮質下のグリア細胞が陽性であり(図 4-4)，タウの染色性が通常のピック病よりも強いと考えられた．さらにガリアス染色を行った結果，側頭葉皮質・前頭葉皮質・辺縁系・脳幹に多数の嗜銀性顆粒(図 4-5)，側頭葉皮質下白質・大脳基底核・脳幹に多数の嗜銀性構造物(コイル状小体，嗜銀性スレッド)がみられた(図 4-6)．

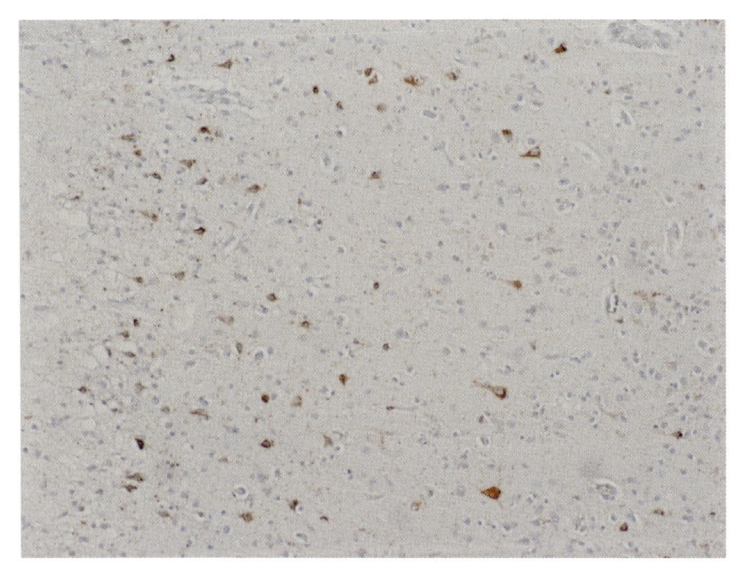

図 4-4 下側頭回皮質の組織病理所見(AT8 免疫染色)
細胞質が一様にタウ陽性を示す神経細胞(pretangle)が多数観察される

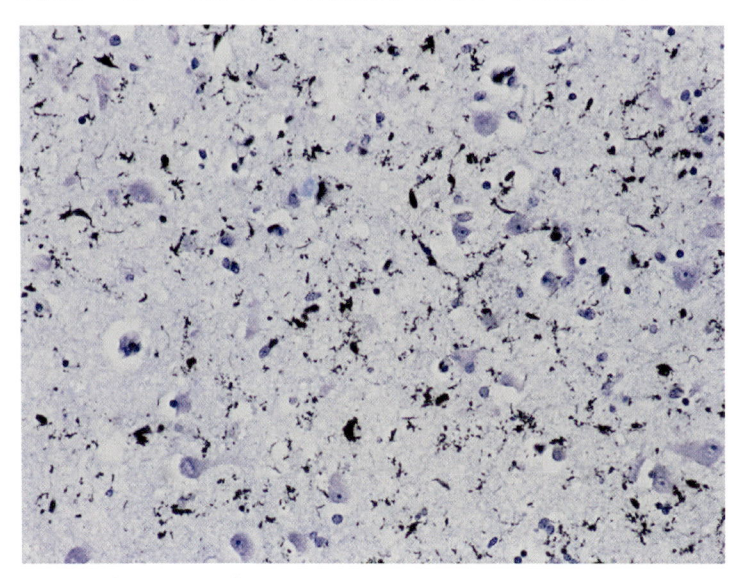

図 4-5 海馬 CA1 の病理組織所見(ガリアス染色)
無数の嗜銀性顆粒が観察される

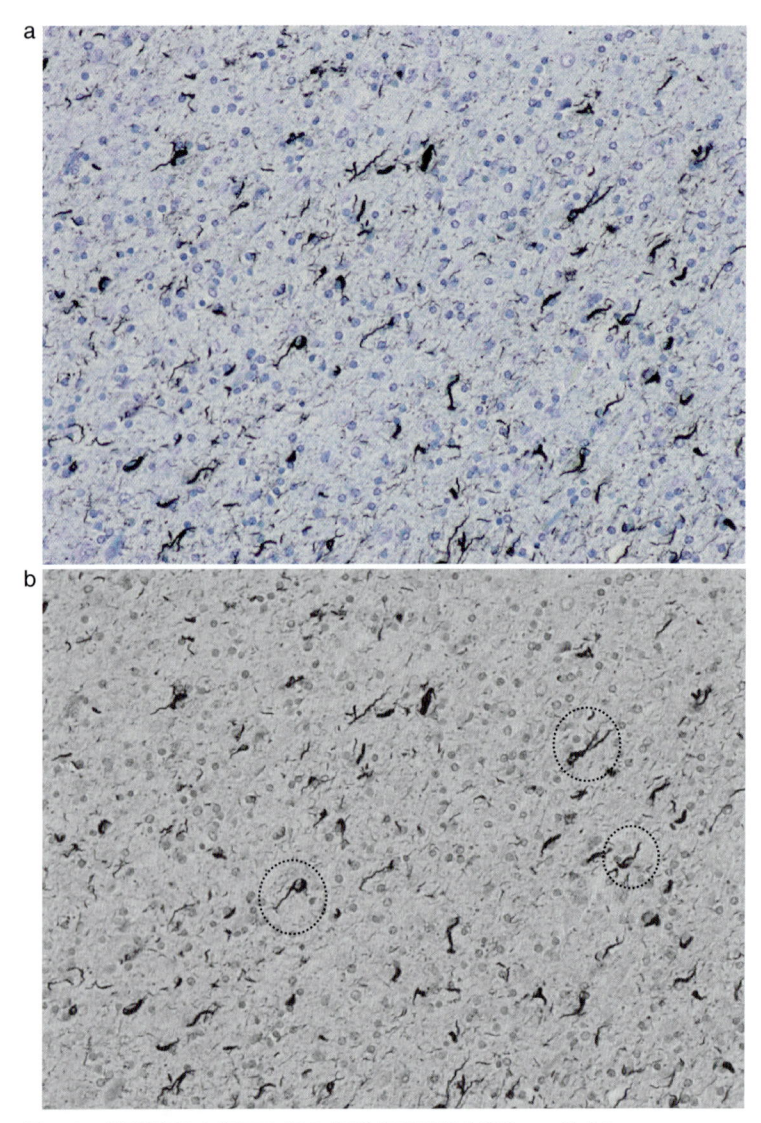

図 4-6 紡錘状回皮質下白質の組織病理所見(ガリアス染色)
a：多数の嗜銀性構造物(コイル状小体，嗜銀性スレッド)が観察される
b：破線円内にコイル状小体が観察される
 (a，b は同一視野，同倍率の写真)

■病理診断

　嗜銀顆粒性認知症(argyrophilic grain disease；AGD)(後述の通り，臨床的には発症年齢が若いこと，病理学的には病変分布が広いことが，AGDとしては非典型的であり，臨床・病理の両面で，ピック病との鑑別が困難であったことを示唆する)

■症例についてのコメント

　本例の臨床症状は，典型的な前頭側頭型認知症(frontotemporal dementia；FTD)の特徴に一致する。自営の指圧・マッサージ治療院に通院していた患者あてに手紙(内容は自分の自慢話)を書いて患者宅のポストに入れる，事前に何の連絡もせずに昔の知人宅を訪ねて上がりこみ迷惑がられる，以前の隣人宅を訪ねてその人の夫がかつて浮気をした話をするというエピソードは脱抑制的言動，1時間おきに自転車で出かけては戻ってくることを繰り返すというエピソードは時刻表的行動，言語検査室で検査の図版のページを勝手に繰り，禁止しても従えないという行動も脱抑制的行動，待合室で待っているように指示しても帰ってしまうのは立ち去り反応に該当する。受診後にみられた「目の前の食物を食べ尽くす」というのも脱抑制的行動である。言語聴覚士との会話では，考え無精，環境依存的言動，語想起障害，保続，作話が目立っている。

　嗜銀顆粒(argyrophilic grain；AG)は，主として高齢者の辺縁系にみられ，疾患特異性のない嗜銀性の構造物である[2]。神経原線維変化が神経細胞の細胞体に蓄積する異常タウタンパクであるのに対して，嗜銀顆粒は神経細胞の突起(すなわち軸索)に沿って蓄積する構造物であると考えられている。アルツハイマー病(AD)，進行性核上性麻痺(PSP)，大脳皮質基底核変性症(CBD)，ピック病などでみられることが多いとされる[3,4]。その一方で，AGの出現のみを病理学的な特徴とする症例が存在し，AGDと呼ばれる[5]。

　AGDの臨床的特徴として，認知症が前景に立つ段階ではADと区別す

ることが困難とする報告[6]がみられる一方で，対人接触の悪さ，性格変化，易怒性などが認知症症状に先行する，という報告もみられる[5,7]。一方，本例の臨床的特徴は初老期に発症したFTDである。そして病理学的特徴は辺縁系以外にも広範囲にAGの出現を認めた点である。このように広範なAGの出現を特徴とするFTD症例は，本例以外にも数例報告されており[8-10]，AGDがFTDの病理学的背景の1つを構成する可能性が示唆される。

　本例の病理診断の決め手となったのは，何といってもガリアス染色の所見である。嗜銀性顆粒はボディアン染色でも詳細に観察すれば同定することは可能とされているが，背景とのコントラストがつきにくく，ちょうどHE染色で皮質型のレヴィ小体を同定するような困難さを伴う。前述のように，ガリアス染色を行う前の段階では，病理診断はピック病のtype B，すなわち風船状ニューロンがみられ，ピック球がみられないタイプであった。しかし通常のピック病と比較すると，タウの染色性が強すぎる点が問題であった。AGDとして考えれば，抗タウ抗体による染色結果はpretangleとして捉えられ，診断に矛盾するものではない。

[文献]
1) Constantidinis J, Richard J, Tissot R : Pick's disease. Histological and clinical correlations. Europ Neurol 11 : 208-217, 1974
2) Braak H, Braak E : Cortical and subcortical argyrophilic grains characterize a disease associated with adult onset dementia. Neuropath Appl Neurobio 15 : 13-26, 1989
3) Martinez-Lage P, Munoz DG : Prevalence and disease association of argyrophilic grains of Braak. J Neuropathol Exp Neurol 56 : 157-164, 1997
4) Jellinger KA : Dementia with grains (argyrophilic grain disease). Brain Pathol 8 : 377-386, 1998
5) 池田研二，秋山治彦，新井哲明，他：Argyrophilic Grain Dementia(Braak)—3症例の臨床病理学的検討．神経進歩 42 : 855-866, 1998
6) Tolnay M, Monsch AU, Probst A : Argyrophilic grain disease. A frequent dementing disorder in aged patients. Neuropathology and genetics of dementia, Ed by Tolnay M and Probst A, Kluwer, New York, pp39-58, 2001

7) Braak H, Braak E : Argyrophilic grain disease : frequency of occurrence in different age categories and neuropathological diagnostic criteria. J Neural Transm 105 : 801-819, 1998
8) Tanabe Y, Ishizu H, Terada S, et al : Two cases of frontotemporal dementia and Klüver-Bucy syndrome with argyrophilic grains. Neuropathology 19 : A23 (abstract), 1999
9) Tsuchiya K, Mitani K, Arai T, et al : Argyrophilic grain disease mimicking temporal Pick's disease : a clinical, radiological, and pathological study of an autopsy case with a clinical course of 15 years. Acta Neuropathologica 102 : 195-199, 2001
10) Maurage CA, Sergeant N, Schraen-Manschke S, et al : Diffuse form of argyrophilic grain disease : a new variant of four-repeat tauopathy different from limbic argyrophilic grain disease. Acta Neuropathologica 106 : 575-583, 2003

【症例5】
急性に認知機能障害をきたした48歳男性例

■臨床経過

　死亡時48歳，右利きの男性。42歳時の夏頃より全身倦怠感がみられ，体重が減少した。同年11月10日頃より歩くことがおっくうになり，食欲が減退し，同15日頃より食事を摂らなくなった。同18日，日付に関する見当識障害が出現したためA病院を受診し，同日入院した。既往歴に特記事項はない。家族歴は父親が胃癌，祖母が皮膚癌。

　入院時現症は次の通りである。一般身体所見では，身長176 cm，体重54 kg。るいそうがみられた。また眼瞼結膜の貧血を認め，頸部・鎖骨上窩・鼠径部に径2～3 cm，弾性硬のリンパ節を複数触知した。神経学的には，軽度の意識レベル低下（JCSで1），時間に関する見当識障害，全方向への両側眼球運動制限，両側注視方向性眼振，構音障害，両側バビンスキー徴候，失調性歩行，四肢遠位部の感覚障害（表在覚および深部覚），ロンベルグ徴候を認めた。

　検査所見は，血沈50 mm/時と亢進，血液一般では白血球数11900/μL（分節核球90.1%），赤血球数393万/μL，ヘモグロビン9.5 g/dL，血小板数66.4万/μLであった。また血液生化学ではアルカリホスファターゼ588 IU/L，フェリチン1292 ng/mL，CRP 9.3 mg/dLといずれも上昇していた。一方，ビタミンB_1は46 ng/mLと正常範囲内であり，抗HIV抗体は1型・2型ともに陰性であった。髄液検査では細胞数3/μL，蛋白47 mg/dLであり，軽度のタンパク増多を認めたのみであった。また髄液での細菌および結核菌培養は陰性，単純ヘルペスウイルス抗体価の有意な上昇も認めず，抗HTLV1抗体も陰性であった。入院時の胸部X線では右縦隔に腫瘤状陰影を，胸部造影CTでは，縦隔内のリンパ節腫大を認めた。腹部造影CTでは，脾腫および脾臓内に多発する低吸収域，腹腔内リンパ節腫大の所見を認めた。頭部MRIでは，右海馬・扁桃体にT1強調画像で

【症例5】 急性に認知機能障害をきたした48歳男性例

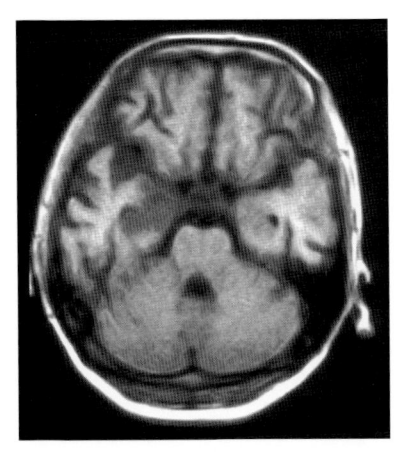

図 5-1 入院時の頭部 MRI 所見（T1強調画像水平断）

低信号，T2強調画像で高信号の病変を認めたが（図5-1），同部はガドリニウムによる造影効果を示さなかった。

急性の見当識障害の原因として，ウェルニッケ脳症，単純ヘルペス脳炎を考えたが，血液および髄液検査結果，画像所見からは否定的であり，全身のリンパ節腫大，脾腫も認めたことより，何らかの悪性疾患，特に悪性リンパ腫と，それに伴う傍腫瘍性辺縁系脳炎の可能性も考え，頸部リンパ節生検を施行した。その結果，T細胞性悪性リンパ腫と診断された。しかし血清の抗神経抗体（Hu抗体，Yo抗体，Ri抗体）は陰性であった。悪性リンパ腫に対しては，B病院血液内科にて化学療法が3クール施行され寛解した。これに伴って，意識障害，歩行障害は一時的に軽度改善がみられた。発症約1年後の時点では，神経学的所見として両側注視方向性眼振，構音障害，膝踵試験での両下肢測定異常，ロンベルグ徴候を認めた。神経心理学的検査では，記憶障害を中心に，全般的な知能低下がみられた。一方，全身のリンパ節は触知せず，画像検査でも脾腫は認めなかった。発症約4年後に全身の痙攣が出現したが，バルプロ酸内服により，その後の再発はなかった。発症約6年後より食事中にむせる，嚥下に時間を

要するという症状が目立つようになり，半年後より嚥下障害の増悪がみられたため，同年12月にA病院に入院した。口頭命令は部分的に理解することができたが，自発性の低下を認め，発話は不明瞭であり，口腔，舌の運動は緩徐かつ不十分であった。眼球運動，感覚障害については正確な評価が困難であった。その後誤嚥による肺炎を併発し死亡された。

　画像所見の推移として，発症約半年後のMRIでは，右海馬のT1低信号は消失し，両側側脳室下角が軽度の開大していた。発症約6年後のMRIでは両側海馬，小脳虫部上面の萎縮がみられたが，海馬には異常信号はみられなかった。全経過は約6年半。

■臨床的特徴のまとめ

1) 42歳時，全身倦怠感に続き急性の見当識障害で発症
2) 悪性リンパ腫の診断，治療を受け寛解
3) 全般性知能低下，記憶障害
4) 全経過約6年半

■臨床診断

1) T細胞性悪性リンパ腫
2) 傍腫瘍性辺縁系脳炎

■病理所見

　全身の病理学的検索では，両肺の肺炎がみられたのみであり，全身のリンパ系組織に悪性リンパ腫の再発を示す所見はなかった。

肉眼所見

　固定後の脳重は1250グラム。外表からは小脳の軽度萎縮がみられた。大脳の割面では，右優位に両側海馬の萎縮，海馬錐体細胞層に沿って褐色の線条を認めた(図5-2)。脳幹の割面では両側延髄下オリーブ核が白色調を呈し，小脳歯状核を通る割面では半球上面で小脳回の開大がみられた。

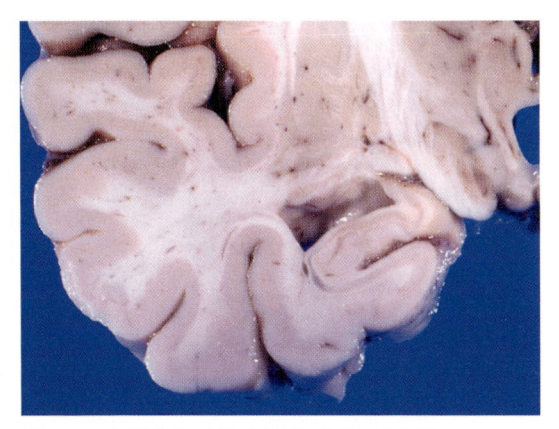

図 5-2　肉眼病理所見（乳頭体を通る断面）
海馬に褐色の線条がみられる

組織学的所見

　大脳皮質に接する脳軟膜には炎症細胞の浸潤を認めない。海馬では全域で神経細胞が脱落している。CA4 および CA3 では著明な神経細胞脱落，ニューロピルの粗鬆化，反応性アストログリアの増生を認める（図 5-3, 4）。一方，CA2 および CA1 では神経細胞脱落は軽度である。海馬支脚では明らかな変性はみられない。乳頭体レベルの迂回回ではニューロピルの粗鬆化と海綿状態がみられる。迂回回に続く扁桃体内側部ではアストロサイトが増生しているが，神経細胞脱落はごく軽度である。帯状回は異常ない。海馬の血管周囲には単核細胞が浸潤している所見がみられる（図 5-5）。免疫染色では LCA, UCHL-1 が陽性であり（図 5-6），CD8，L26 は陰性である（これより血管周囲に T 細胞系のリンパ球が浸潤していることが示される）。これらのリンパ球は異型性を伴っていない。免疫染色では海馬 CA1，支脚実質にも少数ながら異型性のない T 細胞系リンパ球浸潤を認める。

　小脳半球上面では，プルキンエ Purkinje 細胞がほぼ完全に消失している。プルキンエ細胞の脱落を示す empty basket の所見をしばしば認め，

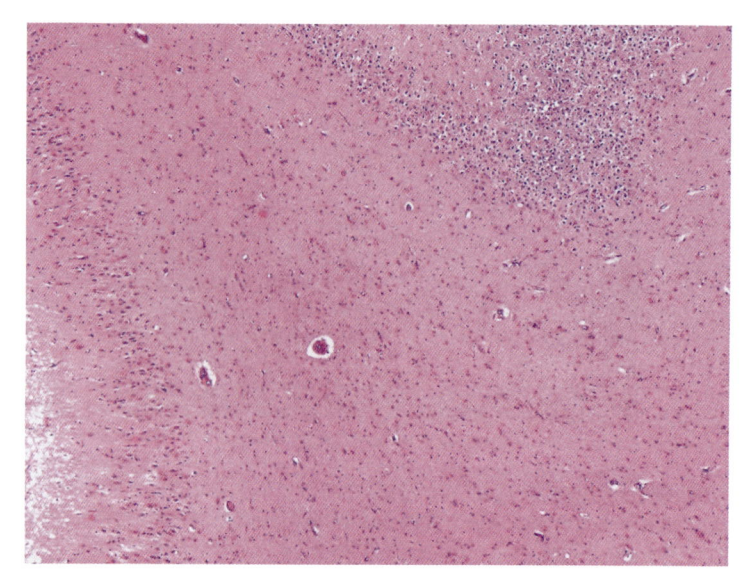

図 5-3 海馬 CA4 領域の組織病理所見（HE 染色，弱拡大）

　somatic sprouting を示すプルキンエ細胞も少数観察される。顆粒細胞層でも軽度の細胞脱落がみられる。虫部山腹でもプルキンエ細胞が高度に脱落しているが，小脳半球下面では場所によりプルキンエ細胞が残存している。小脳でも血管周囲性にリンパ球浸潤がみられる。

　延髄でも血管周囲に LCA，UCHL-1 が陽性，CD8，L26 は陰性の T 細胞系リンパ球浸潤がみられ，橋底部，中脳黒質にも，血管周囲リンパ球浸潤を認める。

■病理診断

　T 細胞性悪性リンパ腫に伴う傍腫瘍性神経症候群（辺縁系脳炎）

■症例についてのコメント

　本例を傍腫瘍性神経症候群と診断した根拠は，生前に T 細胞性悪性リ

【症例5】 急性に認知機能障害をきたした48歳男性例　99

線維性アストロサイト

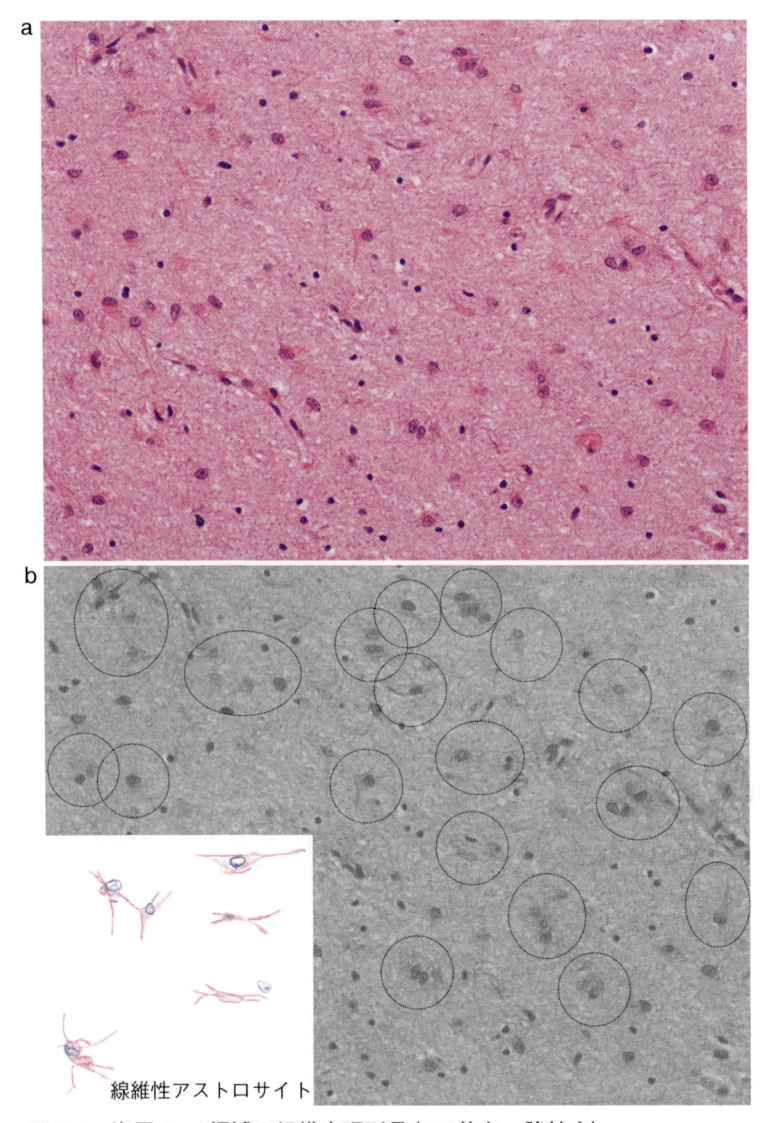

図5-4　海馬CA4領域の組織病理所見(HE染色，強拡大)
a：アストロサイトの増生が観察される
b：破線円内に，好酸性(濃い桃色)の突起，好塩基性(紫色)の核を有したアストロサイトが確認できる
(a，bは同一視野，同倍率の写真)

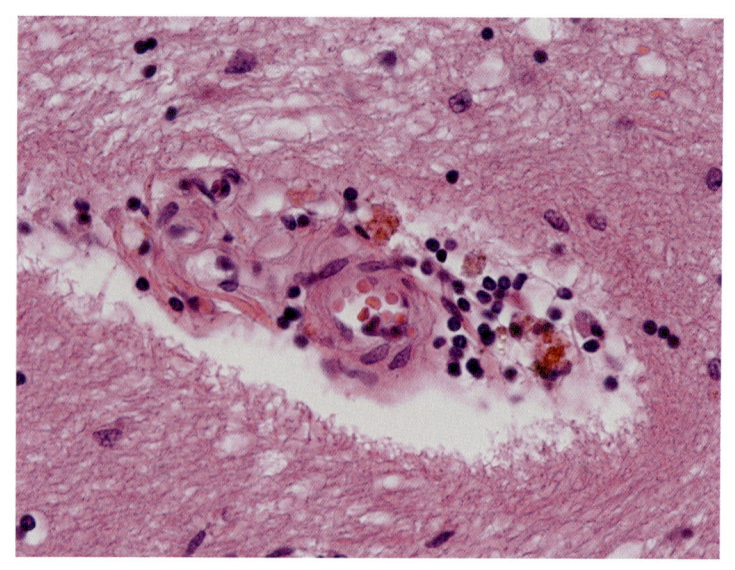

図 5-5 海馬の組織病理所見（HE 染色）
血管周囲リンパ球浸潤が観察される

ンパ腫が存在し，その時点で種々の神経症状が出現したこと，病理学的にこのリンパ腫の浸潤はなく，変性がみられた部位に血管周囲リンパ球浸潤（T 細胞性）がみられたことである．傍腫瘍性神経症候群の病理所見は神経細胞脱落，反応性アストログリオーシス，ミクログリアの増生，血管周囲性炎症細胞浸潤である[1]とされ，本例の病理所見はこれと矛盾しない．さらに傍腫瘍性神経症候群では T 細胞性リンパ球の浸潤が血管周囲，組織内に認められる[2]とされており，この点も本例で認めた所見と一致する．

　傍腫瘍性神経症候群のうち，辺縁系脳炎では亜急性の発症経過で，記憶障害，精神症状，痙攣などを呈することが多いとされる．本例では食欲不振，全身倦怠感などの全身症状に続いて，発症日を特定できる急性の見当識障害で発症し，単純ヘルペス脳炎やウェルニッケ脳症が疑われた．傍腫瘍性辺縁系脳炎の原著とされるコーセリス Corsellis ら[3]の報告例でも，急

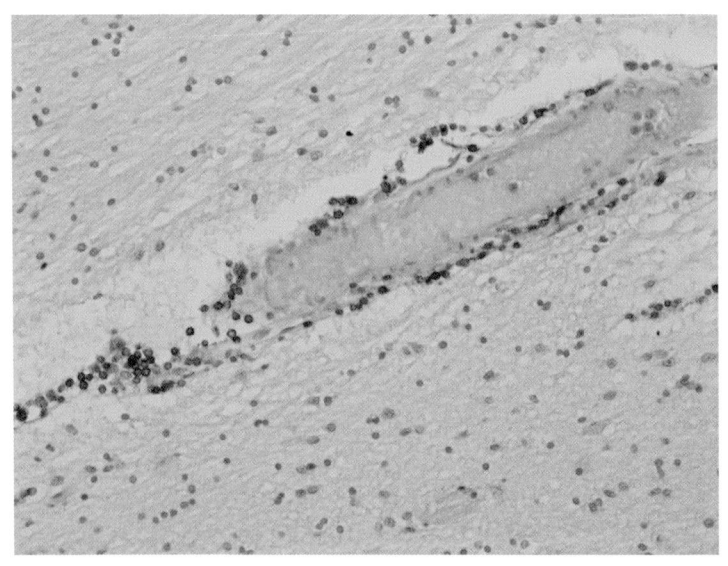

図 5-6 海馬の血管にみられた血管周囲のT細胞系リンパ球浸潤（UCHL-1 免疫染色）

性の記憶障害で発症した1例（case 1）が記載されており，急性発症する傍腫瘍性辺縁系脳炎の存在を認識する必要があることを示唆している。

　本例は全経過約6年半と長期の経過をたどったが，これは悪性リンパ腫が寛解したことによるものと思われる。T細胞性悪性リンパ腫に合併した傍腫瘍性神経症候群の既報告例は3例と非常に少なく，さらに剖検例は2例のみである[4-6]。これらの症例では，いずれも原疾患の増悪により死亡しており，予後を決定するのは原疾患であることが示唆される。本例では寛解後の画像検査で脾腫の再発はみられず，また剖検でも全身のリンパ組織に再発の所見はなかった。一方で悪性リンパ腫の寛解後にも，痙攣の出現や嚥下障害の増悪がみられたなど，中枢神経病変が進行性であった可能性がある。頭部 MRI にて両側海馬，小脳虫部上面が経時的に萎縮したことは，この考えに矛盾しない。

　本例のように，原疾患の寛解後にも神経症状が進行した傍腫瘍性神経症

候群の報告例としては，マスロフスキー Maslovsky ら[7]の Hodgkin ホジキン病に合併した3例の報告がある。そこでは進行期のホジキン病が化学療法により寛解しても，傍腫瘍性神経症候群の症状は必ずしも軽快しないことが述べられているが，その機序については考察されていない。この点についてグリソルド Grisold ら[8]は，傍腫瘍性神経症候群における原疾患の治療効果について，文献例258例を検討し，傍腫瘍性神経症候群における神経症状の治療後の経過については不明な点が多いながら，中枢神経系における自己抗体産生細胞が，腫瘍に対する治療により影響されない可能性を挙げている。

[文献]
1) Dalmau J, Gultekin HS, Posner JB : Paraneoplastic neurologic syndromes : pathogenesis and physiopathology. Brain Pathol 9 : 275-284, 1999
2) Scaravilli F, An SF, Groves M, et al : The neuropathology of paraneoplastic syndromes. Brain Pathol 9 : 251-260, 1999
3) Corsellis JAN, Goldberg GJ, Norton AR : "Limbic encephalitis" and its association with carcinoma. Brain 91 : 481-496, 1968
4) Ang LC, Zochodne DW, Ebers GC, et al : Severe cerebellar degeneration in a patient with T-cell lymphoma. Acta Neuropathologica 69 : 171-175, 1986
5) Ducrocq X, Petit J, Taillandier L, et al : Paraneoplastic opsoclonusmyoclonus syndrome revealing T-cell lymphoma. Presse Med 28 : 330-333, 1999
6) Thuerl C, Müller K, Laubenberger J, et al : MR imaging of autopsy-proved paraneoplastic limbic encephalitis in non-Hodgkin lymphoma. Am J Neuroradiol 24 : 507-511, 2003
7) Maslovsky I, Volchek L, Blumental R, et al : Persistent paraneoplastic neurologic syndrome after successful treatment of Hodgkin's disease. Eur J Haematol 66 : 63-65, 2001
8) Grisold W, Drlicek M, Liszka-Setinek U, et al : Anti-tumour therapy in paraneoplastic neurological disease. Clin Neurol Neurosurg 97 : 106-111, 1995

【症例6】
特徴的なMRI所見がみられた進行性認知症の77歳女性例

■臨床経過

　死亡時77歳，右利きの女性。最終学歴は高等女学校卒である。70歳時に脳幹出血(右橋被蓋部)があり，保存的に加療された。後遺症として左上下肢の軽度脱力，感覚障害が残存したが認知機能には問題なく，家族と同居しながら，ほとんど自立した生活を送っていた。

　73歳時より物忘れが目立つようになった。半年後には人や物の名前が出てこない，会話に代名詞を多用する，状況に合わない言動が目立つなど，認知症症状が急速に進行した。例えば，①布巾の升目模様に薬を1錠ずつ並べて「これでよし」と言っている，②病院に行く日をカレンダーで確認しているにもかかわらず，今度はいつ病院に行くのか尋ねる，③台所の流しの下にゴミを隠しておく，などである。付き添いの家族によれば，このような症状は「日に日に悪くなる」とのことであった。このためA病院を受診し，精査加療目的で入院した。

　入院時の神経学的所見としては，脳出血後遺症と考えられる左上下肢の軽度脱力と感覚障害，軽度の運動失調を認めた以外に異常はなかった。高次脳機能では，ことわざの解釈が不良(例えば，「ぬかに釘」の意味を問うと，「ぬかに釘を入れておくとよく漬かる」と返答するなど，字義通りに解釈している)であり，また語想起の低下(動物名は1分間で5個のみ)など，前頭葉機能低下がみられた。記銘力の低下も認めたが，自伝的記憶については良好に保持されていた。例えば，戦時中に軍需工場へ動員されたときのこと(約55年前)，自宅近くにあった大学が郊外へ移転したこと(約10年前)を覚えていた。また「日比谷線で大きな事件がありましたよね？」と質問すると，「亡くなった。足元に置いておいて」と地下鉄サリン事件について供述をした。続けて「誰がやりましたか？」と尋ねると，

「頭がいい人。自分では，そうではない，と言っている」「一番悪い人は？」「恵比寿，渋谷で大きな車に乗っている。髭をいっぱいつけている」（いずれも5年前の事件。"大きな車に乗っている。髭をいっぱいつけている"というのは，国会議員選挙のときのテレビ報道と思われる）と，おおむね正確な回答をすることができた．

本例において興味深かったのは，検者からの質問に対する答えから，どんどんと話題が逸れ，関係ない話を延々と続けるが，最終的には元の質問の内容を覚えている，という症候がみられた点である．以下に検者とのダイアログを示す．

―― 山に木を植えるのはなぜですか？

「やっぱり，山に木だったら，もし土砂崩れなんかするとだめだし，また，あの，山なら，高い山だったら，それなりに，大きな木だったらいいですけど，あんまり大きくない木は，だめねえ，危ないから．松とかさ，桜でも，大きいの，ありますでしょ．だから，みんな自分で好きなようにして，どうにか．あんまり，難しいことはしないの．『みんな，見てもいいわよ』と言ったってね，『わかんないよう』なんて言うと『わかんないわねえ』とかって言うのね．そうすると，『みんなで見て探そう』なんて，よく言うんです．そしたらみんな，『あら不思議．わかるんだから，みんなでやってみよう』って．みんな，息子たちは向こうでしょ．私はこっちの方で，けっこう．6人掛けのところで，来て座れば，『あんまりきれいじゃないけど，ちゃんと拭いてあるから大丈夫よ』って言うとね，『あ，かえってこういう方がいいんだよ』って言うから．『そしたらみんなここで遊んで帰ればいいじゃない．熱いお茶，いまかけてあるからね』って言うと，『みんな，また来るから』って言うから．『そう，なかなかそうは言い切れないよ，自分は』ってね．ちょっと疲れた．『あたし80くらいまでは生きたいんだわ』って言うとね，そうするとね，その子たちはね，『奥さん，80までだったら相当だよ』って言うんですね，郵便屋さんとか，簡易保険屋さんとかが来るでしょ．そうすると『80までじゃ大変だ

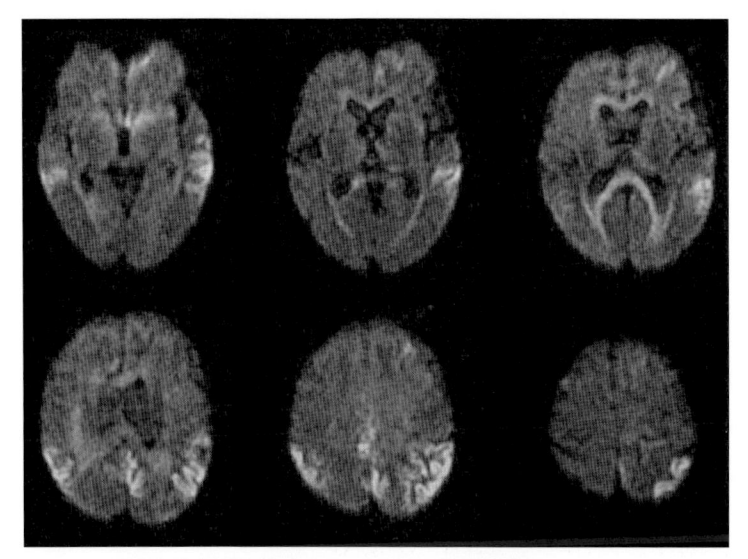

【症例6】 特徴的な MRI 所見がみられた進行性認知症の 77 歳女性例　　105

図 6-1　発症約半年後の頭部 MRI 所見（拡散強調画像）

よ』って言うからね。『大変でもいいわ。もう1人だから。なるべく，あんまり死にたくないから，80 までは生きたいのよ』って言うとね，『へえ，欲張ってるね』って言うからさ。うん」

　―― では，いつ，どんなことを聞いて，今の答えになりましたか？

「山に木を植えること？」

　画像所見として，受診時の頭部 MRI，T2 強調画像では，脳室周囲を中心に，散在する高信号を認めるが，海馬の萎縮はみられなかった。右橋被蓋部には陳旧性の出血を示唆する異常信号を認めた。同時に施行した拡散強調画像では，左優位に，両側頭頂後頭葉皮質に沿って，高信号がみられた（図 6-1）。SPECT では左前頭側頭葉を中心とした取り込み低下を認めた。

　入院半年後に四肢麻痺となり，また食事摂取量が減少したため中心静脈栄養管理となった。この時期に，右上肢にミオクローヌスを認め，髄液

14-3-3タンパクが陽性であった。末梢血によるプリオンタンパク遺伝子解析の結果,コドン129はメチオニン,バリンのヘテロ接合であった。その後は無動となり,反応性は徐々に低下したが,簡単な発語や従命はみられた。しかし76歳時には完全な無動性無言の状態となり,四肢にミオクローヌスがみられた。発症約4年後に,急性心不全で死亡された。

■臨床的特徴のまとめ

1) 73歳時,記銘力障害,異常言動で発症
2) 発症約1年後に四肢麻痺
3) 発症早期より頭部MRI拡散強調画像で異常高信号
4) 注意障害と考えられる特徴的な症状
5) 全経過約4年

■臨床診断

クロイツフェルト・ヤコブ病(CJD)(発症から死亡までの全経過が4年であり,長期経過例に該当する)。鑑別診断として,画像検査で海馬の萎縮が明らかではなかったが,記憶障害で発症し,進行性の認知機能低下がみられたことより,アルツハイマー病(AD)を考えた。

■病理所見

肉眼所見

脳重は960グラム。大脳は全体的に小さく,特に前頭葉の前後幅が減少していたが,脳回の狭小化や脳溝の開大はみられず,脳萎縮とは異なる所見であった。冠状断で大脳皮質の幅が減少しているようにみえるが,脳溝の開大は明らかではなかった。白質も全体的に容積が減少し,透明感を失った白色調であった。海馬領域の萎縮は目立たなかった。脳幹では黒質と青斑の色調は正常。大脳脚にも異常はみられなかった。橋上部の割面では右側の内側毛帯に沿うように褐色の線条病変がみられ,右側の被蓋部が萎縮していた。

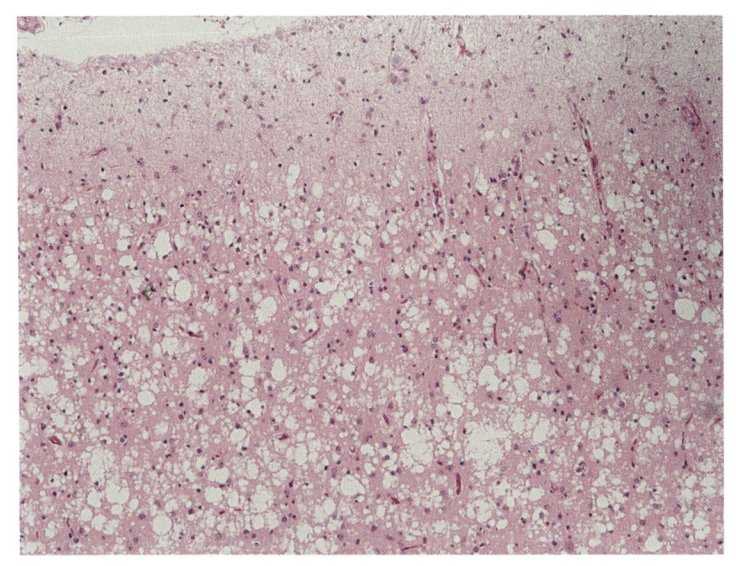

【症例6】 特徴的なMRI所見がみられた進行性認知症の77歳女性例

図6-2 大脳皮質の病理組織所見(HE染色)
皮質全層に高度の海綿状態が観察される

組織学的所見

　海馬，海馬支脚を除く大脳皮質全域に，著明な海綿状変化がみられる（図6-2）。空胞は粗大なものが目立つ。海綿状変化は皮質の全層にみられるが，部位によっては浅層と深層に強調されている。皮質の神経細胞脱落，反応性アストロサイトの出現は軽度である。海馬，海馬支脚では神経細胞は保たれている。線条体の萎縮や組織の粗鬆化はみられないが，中等度の海綿状変化を認める。神経細胞脱落もほとんどみられない。淡蒼球，視床には著変を認めない。扁桃体では軽度の神経細胞脱落とアストロサイトの増生がみられるが，海綿状変化は軽微である。
　小脳半球，上虫部ではプルキンエ細胞が高度に脱落している。顆粒細胞も減少している。下虫部では異常はみられない。中脳黒質の神経細胞は保たれている。橋底部には異常はない。右側の被蓋部には陳旧性の血管障害を示唆する病変がみられる。

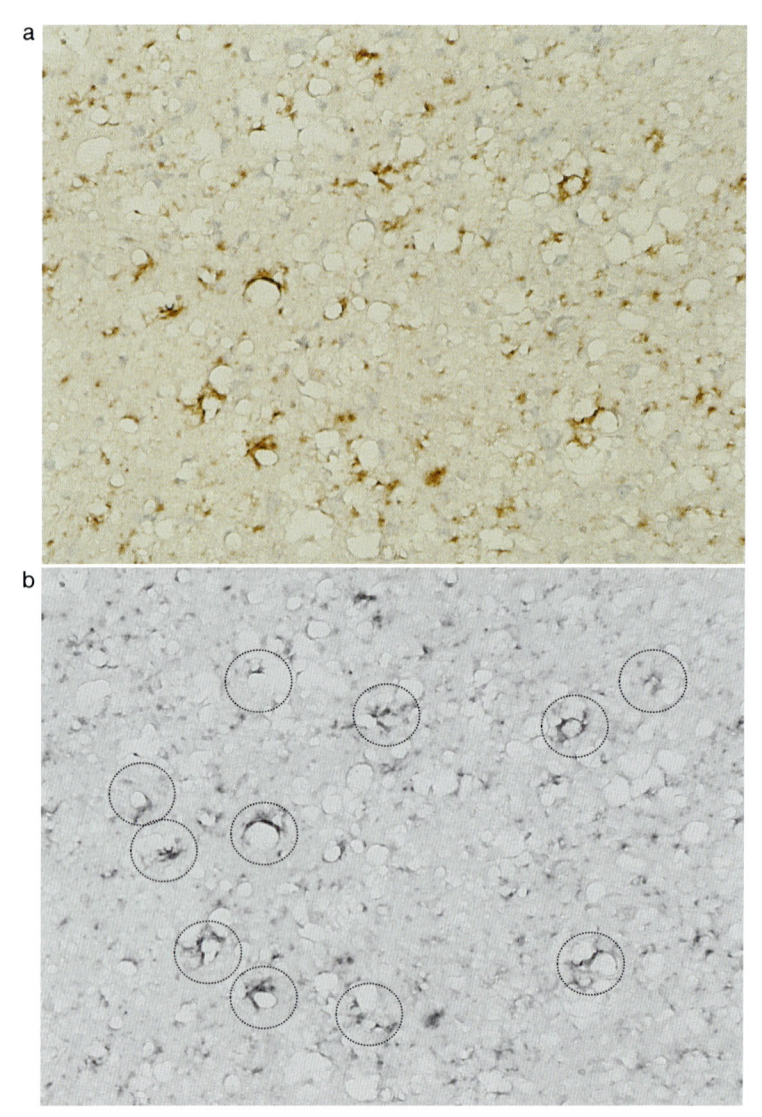

図 6-3 大脳皮質の病理組織所見（プリオンタンパク免疫染色）
a：空胞の周囲にプリオンタンパクの沈着（茶色）が観察される
b：破線円内に，周囲にプリオンタンパクが沈着している空胞が確認できる
（a，b は同一視野，同倍率の写真）

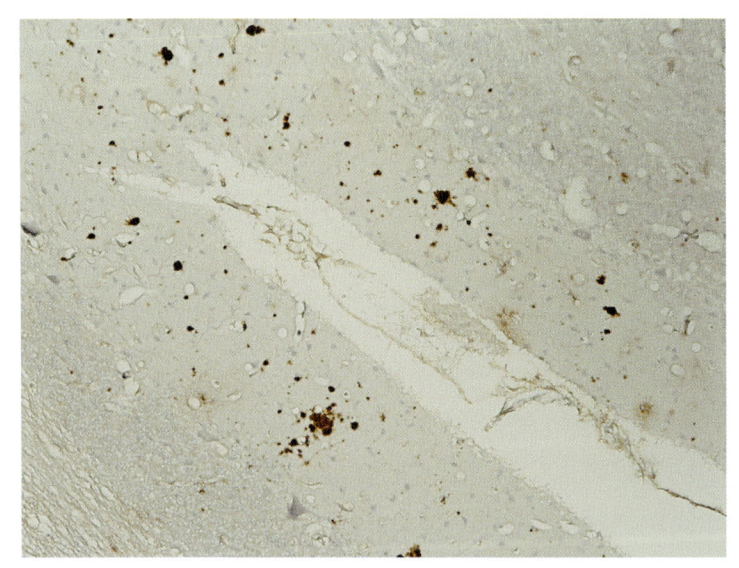

図 6-4 小脳皮質の病理組織所見(プリオンタンパク免疫染色)
斑状にプリオンタンパクが沈着しているのが観察される

　抗プリオンタンパク抗体を用いた免疫染色では，大脳皮質全域，基底核，視床，小脳でプリオンタンパクの沈着を認めた．大脳皮質には粗大な空胞周囲パターン(図 6-3)，小脳皮質には多数の斑状のプリオンタンパク沈着がみられた(図 6-4)．

　剖検時に採取，凍結保存した脳組織を用いたウエスタンブロットの結果，本例では 2 型の異常プリオンタンパクが検出された．

■病理診断

　CJD(MV2 型)

■症例についてのコメント

　本例のように，2 型の異常プリオンタンパクが蓄積した症例は，比較的長い経過をとることが多く，他の変性疾患と鑑別が難しい場合がある(項

末のコラム「長い経過をたどる CJD 症例」を参照)。

　CJD における高次脳機能障害については，症例の多くが急速に進行し，短期間で無動性無言の状態になるため，検討の対象となる機会が少ないと考えられるが，コラムに示すスノードン Snowden らの報告では，他の認知症性疾患との鑑別に有用な症候が挙げられている。いずれも適切な日本語訳が不明であるが，1 つは無反応状態 episodic unresponsiveness，1 つは妨害効果または嵌入性の誤り interference effects, intrusion error，1 つは著明な保持 profound perseveration，と呼び得るものである。このうち，intrusion error とは，検者からの質問の内容とは無関係に，質問の前に検者と交わした会話の内容や，その場の視覚的刺激に引きずられて反応する，という症状であるが，本例にみられた特徴的な症状に類似していると思われる。

コラム　長い経過をたどる CJD 症例(Brown らの報告)

　CJD 症例の 5〜10% は 2 年あるいはそれ以上に及ぶ長期の経過をたどる。病理組織学的に CJD と診断が確定した 357 例についての検討では，33 例(9%)の症例が長期経過群に該当した。このうち感染性の症例は 225 例であり，その中の長期経過例は 15 例(7%)であった。全体的には，家族性の症例の頻度が高く(30%)，発症の平均年齢は 48 歳と若かった。またミオクローヌスがみられた症例は 79%，脳波での周期性同期性放電(periodic synchronus discharge；PSD)がみられた症例は 45% と，いずれも CJD 全体と比較して低頻度であった。臨床経過としては，知的機能低下あるいは行動異常を示す第 1 期が長く，非常にゆっくりと進行し，終末期には精神症状および身体症状が急激に悪化していた。長期経過例では霊長類を対象とした病原体接種による伝達があまり成功しなかったが，伝達に成功した個体では潜伏期間および罹病期間は，元の症例の罹病期間とは無関係であった。他の慢性に進行する認知症性疾患，特にアルツハイマー病との臨床的な鑑別は不可能であったが，病理診断は光学顕微鏡の所見で可能であり，病理学的に検索された 27 例では 4 例を除いて海綿状態がグリオーシスほど著明ではなかった。この頻度は，罹病期間によらずに抽出した CJD 症例を対象とした

場合と同様であった。
[文献]
Brown P, Rodgers-Johnson P, Cathala F, et al : Creutzfeldt-Jakob disease of long duration : clinicopathological characteristics, transmissibility, and differential diagnosis. Ann Neurol 16 : 295-304, 1984

コラム　CJD における認知機能障害（Snowden らの報告）

　主な認知機能障害の性状は，症例間で異なっているものの，検討の対象となった6症例全例に共通する質的な特徴がみられた。第1に，最も特徴的な症状として，全例で認知機能検査の成績に影響を及ぼす反応性の変動がみられたことである。筋道の通った適切な発話による反応は，一過性の無反応時間によって干渉を受け，その間患者は固まった肢位で，視線を動かさず，しかし意識が混濁しているわけでもない，という状態にあった。無反応の時間は，状況によってさまざまであった。瞬間的なことも，数秒間，あるいは数分間に及ぶこともあった。病期が進行するにつれて，患者が反応できない時間は増大し，ついには無動性無言の状態に至った。無反応の状態は，その間情報を処理していない，という意味ではない。全例で，患者が無反応でいる時間に行われた質問について，しばらく沈黙が続いた後で，検者が質問を繰り返さなくとも，正しく回答を得られた，というエピソードが確認されていた。症例1では，現時点で問われている質問に対してではなく，無反応でいた前の時間帯に問われた質問に対して，適切に反応している，ということがあった。症例2では，その際には無反応であった前日の出来事について，正確にコメントを述べることができた。これは患者が進行中の出来事を正しく認識し記憶したことを示している。

　第2の特徴は，聴覚的刺激，あるいは視覚的刺激による嵌入性の誤りである。前に検者が話した内容の繰り返しや，前の会話について関係する内容，前の質問に対する返答の準備内容など，検査の内容による嵌入もみられた。また，視覚的な刺激が干渉して嵌入性の誤りを示すこともあった。例えば，ある質問に対する回答に，患者の注意がたまたま向けられた周囲の物体の名前や，記載事項にある単語が含まれている，という場合である。刺激の嵌入

は患者の発話内容に影響する。文法的，言語学的に正しくとも，質問とは無関係の，不適切な内容となってしまう。

　第3の特徴は，言語的な課題，動作課題ともに，保続による誤りがみられたことである。症例2および3では言語症状が主症状であったが，保続は物品呼称課題において主たるマイナス要因であった。また動作性課題においても誤りの主要因であった。他の認知症性疾患では遭遇しないほど，重度かつ際立った保続がみられた。物語や出来事について詳しく話す課題では，レコードの針が飛んで前に戻るように，話を終える前に，文章あるいは文章全体を逐一繰り返す，という現象がみられた。患者は意図的に繰り返しているわけでもなく，前の情報を抽出しようとしているわけでもない。実際に，患者は保続についてはっきりと意識していない。むしろ，「レコードの針が飛んで前に戻り」，「同じフレーズを繰り返す」という感じである。しかし患者は思考の流れを止めることなく物語や出来事の流れを保持している。

　CJDで無反応の状態がみられる，ということは，特別に新たな知見ではない。孤発性CJDにおいて，臨床診断基準にも示されているように，よく知られた状態は無動性無言である。これは，カーンズCairnsらによって最初に記載された際には，発話や随意的な運動がみられないにもかかわらず，覚醒しており，検者を凝視することができ，眼球を動かすことで聴覚的な刺激に反応することもある，という神経学的所見を指していた。無反応という覚醒状態は，無反応が意識障害に起因している失外套状態とは区別される。しかしながら無動性無言は，一般的には病終末期にみられ，存在するか，存在しないかのいずれかである，という暗黙の了解がある。今回の研究では，無動性無言の状態が，全か無かの状態ではないことを示唆している。患者が表面上は意思の疎通を図れ，認知機能検査に協力的である段階で，症例に共通し特徴的な検査結果であることを示すに十分な程度で，瞬間的に無反応の状態がみられた。情動が強く喚起されることが患者の反応性に影響しているように思われる。認知機能検査の際に，他の課題を呈示する場合よりも，個人的な出来事に関係した話題を呈示する方が，容易に無反応の状態を脱することが多かった。病期が進行した段階で，病院のスタッフに対してはほとんどの時間無反応であったのに，家族が面会に来ると筋の通った会話をしている，という患者もみられた。反応性が変動する，という症状は，他の認知症疾患ではみられない，一般的ではない特徴であろう。前頭葉皮質損傷の患者でも，反応の割合や正確さという意味での認知機能検査結果の変動性はみら

れるが，この場合は患者が「スイッチが切れたような状態」になり，動けなくなる，という，呈示した症例の経過とは異なっている。「レコードの針が前に戻り同じフレーズを繰り返す」という特徴的な言語症状は，患者の反応性が変動しており，無動性無言の前駆症状である，ということを示唆している可能性がある。また，病末期に周期的に脳波所見が変化することは反応性の変動と関係している，と考えることもできるかもしれない。これを検証するためには，ビデオによる記録と脳波の長時間記録が必要となろう。

今回の検討でみられた認知機能の変動性，レコードの針が戻るような保続，嵌入性の誤りは，症状の背景には皮質下の諸構造による皮質機能の賦活と調節が障害されていることを示唆している。病理学的検討では，症状の背景となる機序を説明し得るような病理学的所見は確認されなかった。しかしながら，全例で視床の病変が確認されており，視床の機能不全が症状の発現に関係している可能性が考えられる。視床は感覚刺激の入力を受けて新皮質へ転送する役割を果たしており，注意の維持，特に視覚的な注意と関係していることが示唆されている。視床の変性によって警戒や覚醒の障害がみられることが報告されている。また視床病変によって遂行機能の変動性，また文脈とは無関係の話題によって干渉される「思考の障害」がみられることが報告されている。視床病変は無動性無言や運動保続とも関係しており，後者の場合は，運動企図を終了させる際に重要な皮質-基底核-視床-皮質という回路が離断されることによって生じる，と考えられている。孤発性CJDの脳画像では線条体に異常信号がみられることが多い。しかしSPECTを用いた機能画像では，視床における核種の取り込み低下が示されている。これらの所見をまとめると，孤発性CJDでは基底核-視床-皮質という神経回路に機能的な障害が及んでいる，という考察が導かれる。

[文献]
Snowden JS, Mann DMA, Neary D : Distinct neuropsychological characteristics in Creutzfeldt-Jakob disease. J Neurol Neurosurg Psychiatry 73 : 686-694, 2002

コラム　孤発性 CJD 症例の分子生物学的分類（Parchi らの報告）

　孤発性 CJD の表現型の多様性が示されてきたが，本疾患の変異についての系統的な分類はなされていない．先行研究で Parchi らは，プリオンタンパク遺伝子（*PRNP*）のコドン 129 が多様性を示すこと，プロテアーゼ抵抗性プリオンタンパク（PrP^{Sc}）が生理化学的に複数の性状を示すこと，の 2 点が CJD 表現型の多様性の主要な決定因子となっていることを示した．これらのスペクトラムを十分に決定するために，Parchi らは 300 例の孤発性 CJD 症例を検討した．187 例では神経病理学的検討および PrP^{Sc} の沈着の免疫組織学的検討も行った．

　その結果，70% の症例は古典的な CJD の臨床型（急速に進行する認知症，ミオクローヌス，脳波での周期性同期性放電）を示し，PrP^{Sc} は 1 型，コドン 129 の少なくとも一方のアリル（対立遺伝子）がメチオニンであった（MM1 または MV1）．25% の症例は運動失調およびクルー斑の特徴を示す変異型であったが，2 型の PrP^{Sc} は 2 型であり，コドン 129 においてバリンがホモ接合体あるいはメチオニンとのヘテロ接合体であった（VV2 または MV2）．さらに 2 種類の変異型，すなわち視床変性症型の CJD および認知症と著明な大脳皮質病変を特徴とする一群は，PrP^{Sc} が 2 型であり，コドン 129 はメチオニンのホモ接合体であった（MM2，視床型と皮質型とに分類）．最後に，進行性の認知症の特徴を示すまれな一群は，PrP^{Sc} が 1 型であり，コドン 129 はバリンのホモ接合体であった（VV1）．これらの結果から，孤発性 CJD には 6 種類の表現型が存在することが示された．PrP^{Sc} の生理化学的特性が *PRNP* コドン 129 の遺伝型と共役して表現型の多様性を決定しており，疾患のバリエーションについて分子生物学的に分類することが可能となる．

［文献］
Parchi P, Giese A, Capellari S, et al：Classification of sporadic Creutzfeldt-Jakob disease based on molecular and phenotypic analysis of 300 subjects. Ann Neurol 46：224-233, 1999

コラム　MV2 型 CJD の臨床的特徴（Krasnianski らの報告）

　Krasnianski らは CJD として非典型的な臨床的特徴を示す MV2 型 CJD 症例 26 例を対象に，診断に有用な所見を検討している．それによれば，全例で認知症症状，運動失調，精神神経症状（幻覚，落ち着きのなさ，抑うつなど）が観察され，また錐体外路症状も 88％ の症例でみられた．MRI ではほとんどの症例で基底核および視床枕に異常を認め，髄液 14-3-3 タンパク陽性例は 76％，髄液総タウタンパクの上昇も 83％ でみられた．さらに，臨床症状として，これまでは MM1・MV1 型に特徴的と考えられていた視覚認知機能障害で発症した症例も 2 例みられた．一方，脳波で PSD を認めた症例は 2 例のみであった．緩徐な経過，精神症状，脳波での所見は，変異型 CJD にも共通するが，変異型の場合は若年発症例が多いこと，感覚障害を合併する例が多いことが MV2 型との鑑別点になる，と考察されている．なお，26 例の初診時の診断は，多系統萎縮症 5 例，アルツハイマー病 4 例，分類不能の認知症 3 例，運動失調を伴う認知症 3 例，うつ病 2 例であった（その他にヒステリー，せん妄状態など）．このことから，多系統萎縮症と考えられる症例で認知症の合併がみられる場合には MV2 型 CJD を疑う必要があることが示唆される．

［文献］
Krasnianski A, Schulz-Schaeffer WJ, Kallenberg K, et al : Clinical findings and diagnostic tests in the MV2 subtype of sporadic CJD. Brain 129 : 2288-2296, 2006

コラム　孤発性 CJD の分子生物学的分類（2009 年の報告）

　先に紹介した Parchi らによる分類が発表されてから 10 年後の 2009 年に，同じ Parchi らのグループより，孤発性 CJD の分子生物学的分類が改めて報告された．それによれば，225 例を対象とした検討の結果，1 型のプリオンタンパク（PrP^{Sc}）と 2 型の PrP^{Sc} がともに検出された症例が 35％ に及ぶこと，特にプリオンタンパクコドン 129 が MM の症例で 1 型と 2 型が共存する頻度が高かったことが示されている．この結果を踏まえて，Parchi らは次のような分類を提唱している．

純粋型
MM/MV1；VV2；MV2K；MM/MV2C；MM2T；VV1
混在型

MM/MV1＋2C	MM/MV1 の所見に MM2C の所見が合併するもの
MM/MV2C＋1	MM2C の所見に小脳分子層のシナプス型 PrP 沈着が合併するもの
VV2＋1	VV2 と区別することは困難
MV2K＋1	MV2K と区別することは困難
MV2K＋C	MV2K の所見に大脳皮質における粗大空胞変性が合併するもの
MM2T＋C	MM2T の所見に大脳皮質における粗大空胞変性が合併するもの

　C は大脳皮質型，T は視床型を示す．また K は MV2 の特徴的所見である小脳における kuru 斑を意味する．
　この分類に従うと，症例 6 は MV2K＋C ということになる．

［文献］
Parchi P, Strammiello R, Notari S, et al : Incidence and spectrum of sporadic Creutzfeldt-Jakob disease variants with mixed phenotype and co-occurrence of PrP^{Sc} types : an updated classification. Acta Neuropathol 118 : 659-671, 2009

【症例 7】
前部弁蓋部症候群で発症した 59 歳女性例

■臨床経過

　死亡時 59 歳の右利き女性。最終学歴は高校卒。夫とともに銭湯を経営していた。

　52 歳頃より声が出しにくくなった。また，同じ頃より，掃除や炊事を面倒くさがるようになり，動作も緩慢になった。さらに周囲に対して無関心となった。約 3 か月後に A 病院を受診した。

　神経学的には，下顎反射が亢進し，舌の運動性が低下していた。顔貌は仮面様であり，四肢腱反射も亢進していた。また両手で病的反射(ホフマン反射，トレムナー反射)もみられた。発話障害のため，高次脳機能については筆談で評価した。見当識は正常であるが，無関心，無表情であり，発話障害，顔面・舌・軟口蓋の運動障害がみられた。しかし耳鼻科にて診察を受けた結果，声帯は左右対称で動きも良好であった。言語症状については，言語聴覚士による精査を受けた。

　著明な声量低下，発声持続時間の低下(「アー」は平均して 2～3 秒)，気息性・粗糙性・無力性の嗄声，単調な抑揚，プロソディ(韻律)の障害，発話発動性の低下，発話量の低下がみられた。呼称では音の置換が生じることがあり，助詞の脱落や誤り，動詞の活用の誤りがみられることもあった。しかし 100 単語呼称は全問正解であり，復唱や音読も良好であった。書字は文章レベルで可能だが，わずかに仮名の誤りがみられた。WAB AQ は 88.4 であった。MMSE は 27/30 と良好であったが，WAIS-R は VIQ 68，PIQ 62，FIQ 61 と全体に低下していた。しかし物品呼称や物品の選択，パントマイム動作は適切であり，童話の音読でも，声の異常はあるものの，読字は正確に可能であった。マッチを吹き消す課題では，パントマイムでは行為が「ふー」という発声に置き換わっていたが，眼の前に火のついたマッチを呈示すると，直ちに吹き消し，自動性と随意性の乖離

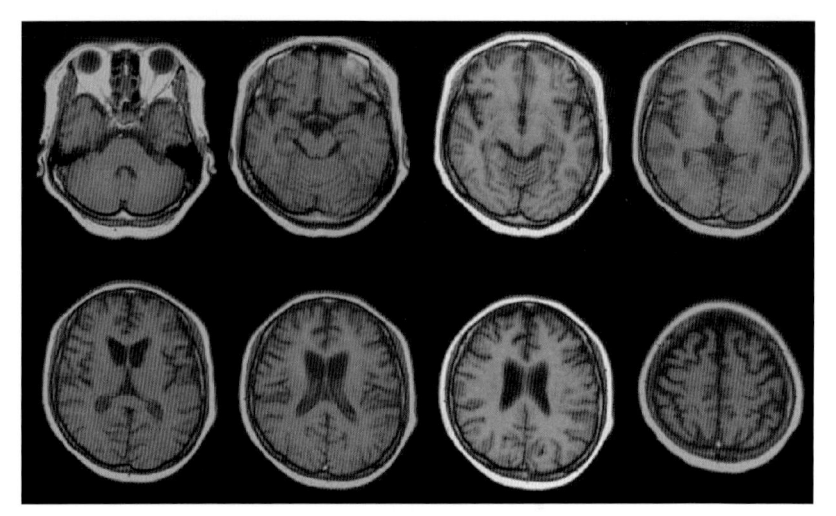

図 7-1　発症約 1 年半後の頭部 MRI 所見（T1 強調画像水平断）

がみられた。MRI では両側尾状核頭の萎縮，前頭葉の萎縮を認めた（図 7-1）。SPECT では両側前頭側頭葉を中心として，大脳前方部に広汎な取り込み低下を認めた（図 7-2）。

　53 歳時に発話量がさらに減少し，その後，緘黙状態となるとともに，脱抑制，常同行為，保続が目立つようになった。また，姿勢反射障害，易転倒性など錐体外路症状もみられるようになった。54 歳時に嚥下障害が進行したため胃瘻を造設した。56 歳時には披裂筋麻痺によるシーソー呼吸の状態になったため，気管切開を施行した。その後，徐々に無動性無言，四肢麻痺となった。外部の刺激に対して視線を動かすことは可能であったが，アイコンタクトでコミュニケーションをはかることは不可能であった。59 歳時には失外套状態となった。発症約 7 年後の MRI では，両側前頭側頭葉の著明な萎縮，脳幹の萎縮がみられた（図 7-3）。全経過約 7 年半で，肺炎のため死亡された。

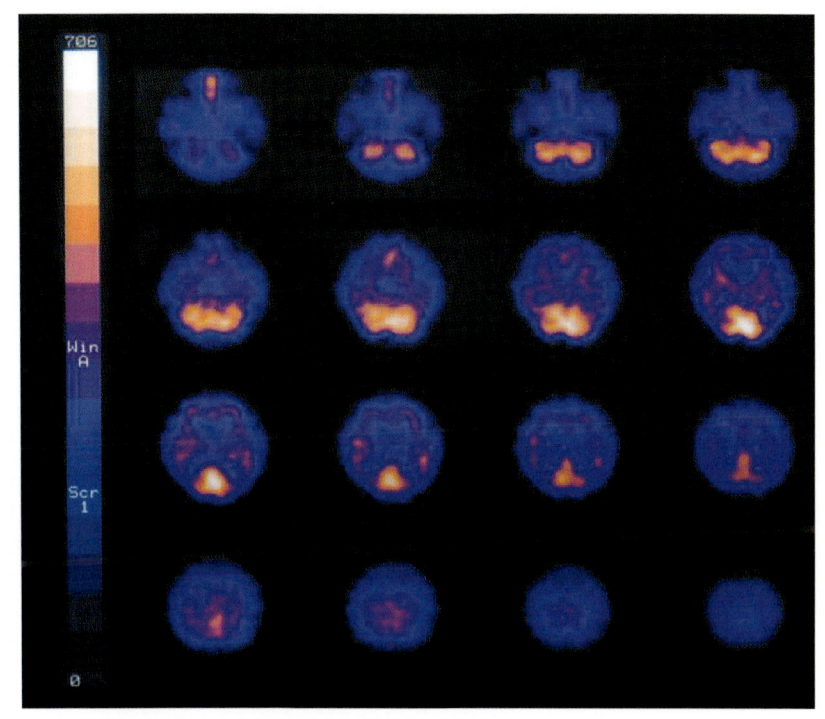

図7-2 発症約1年半後の脳血流SPECT所見

■臨床的特徴のまとめ

1) 52歳頃,発話障害,行動変化で発症
2) 偽性球麻痺症状が主体
3) 約1年後より認知症症状(前頭葉機能障害が主体)が出現
4) 錐体路徴候,錐体外路症状がみられた
5) 画像検査で著明な前頭側頭葉萎縮がみられた
6) 全経過約7年半

■臨床診断

運動ニューロンの変性を伴うFTD(FTD-MND)

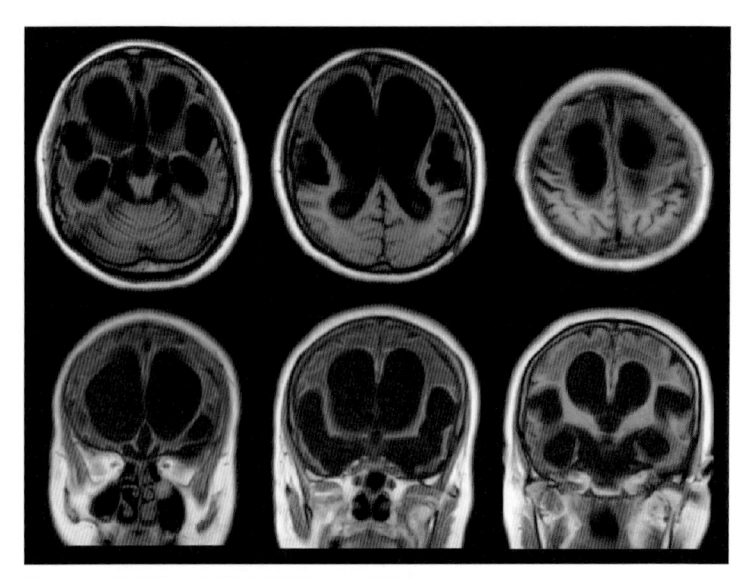

図 7-3　発症約 7 年後の頭部 MRI 所見
上段：T1 強調画像水平断，下段：T1 強調画像冠状断

病理所見

肉眼所見

　脳重は 730 グラムと著明に減少している．肉眼所見として，中心前回を含む両側前頭葉が高度に萎縮している（図 7-4）．中心後回から後方は保たれているように見える．側頭葉は全体的に小さく，ピック病でみられるような葉性萎縮はみられない．両側側頭葉極はナイフの刃状に萎縮している．両側乳頭体は高度に萎縮し茶色に見える．大脳脚も両側性に強く萎縮しており，外側半分は白色調，内側半分は茶褐色である．橋底部も高度に萎縮している．延髄錐体の膨隆が消失している．
　割面では，前頭葉は著明に萎縮し，脳室が拡大している．前頭葉皮質の厚さは通常の 1/3 程度である．大脳白質は正常の白色調を失い，灰色である．左右の中心前回も萎縮して褐色調を呈しているが，中心後回は相対的

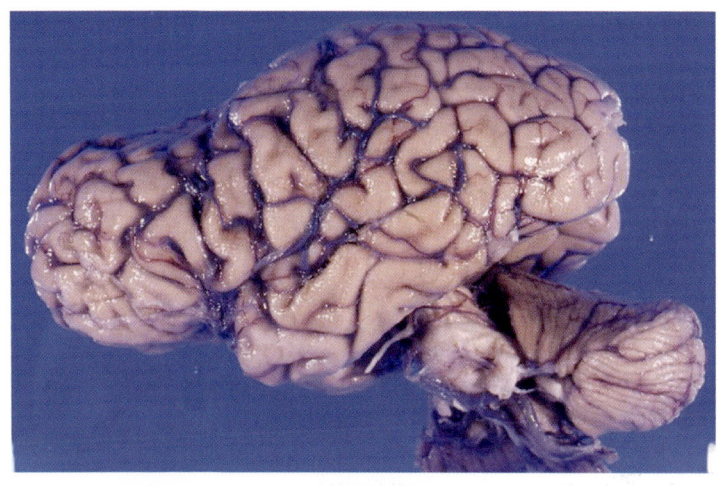

図 7-4 肉眼病理所見（左大脳半球側面像）
前頭葉，側頭葉前半部の著明な萎縮がみられる

に保たれている。側頭葉皮質も，海馬・海馬傍回を含めて高度に萎縮している。扁桃体も高度に萎縮している。基底核，視床も明らかに萎縮している。

　脳幹は全長にわたり，通常の大きさの半分程度になっている。大脳脚の割面では内側半分が灰色調である。橋も全体に小さいが，特に上小脳脚が小さい。橋底部も小さいが，横走線維は比較的保持されているように見える。延髄の割面では変性した錐体，下オリーブ核がみられる。

　小脳の割面では小脳回の萎縮，小脳溝の開大がみられる。歯状核も通常よりも小さく見える。

組織学的所見

　前頭葉，側頭葉ともに，皮質の神経細胞は高度に脱落し，ニューロピルは粗糙化し，アストロサイトが増生している（図7-5）。皮質下白質も高度に粗糙化している。残存する神経細胞の一部の細胞質に，楕円形または馬蹄形，網状から均質な内容の封入体が観察される。この封入体はHE染色

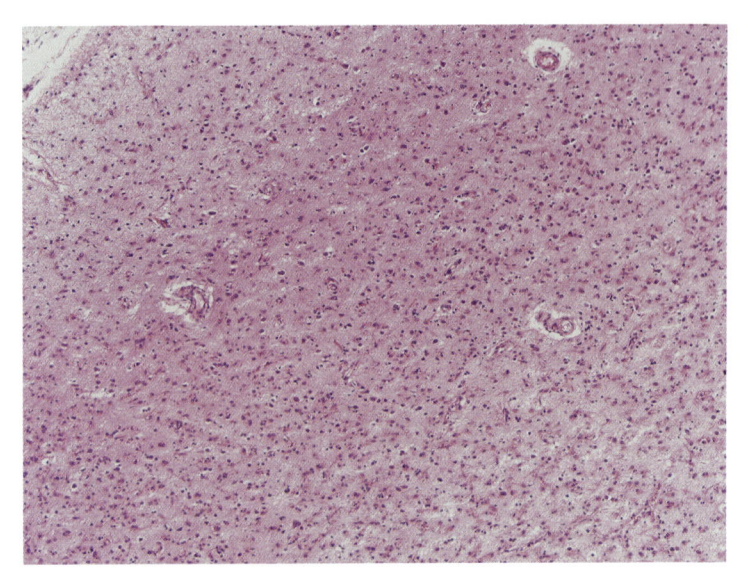

図 7-5 大脳皮質（中心前回下部）の組織病理所見（HE 染色）
皮質全体が高度に変性し，神経細胞脱落とグリオーシスが観察される

で好塩基性を示す（図 7-6）。ボディアン染色ではピック小体や神経原線維変化のように嗜銀性に見えるものもあるが，抗タウ染色，抗ユビキチン染色ともに陰性である。中心前回の上部，下部でも，皮質の著明な変性と好塩基性封入体がみられる。

　海馬では，錐体細胞，歯状回顆粒細胞ともに高度に脱落し，ニューロピルが粗糙化している。少数の残存神経細胞に好塩基性封入体がみられる。ピック球はみられない。神経原線維変化，老人斑もほとんどみられない。扁桃体も高度に変性し，少数の好塩基性封入体が観察される。

　頭頂葉，後頭葉は全体的に保たれている。

　基底核，視床でも高度の神経細胞脱落，ニューロピル粗糙化，グリオーシスがみられる。視床下核では神経細胞は比較的保たれている。

　中脳黒質の神経細胞は高度に脱落し，メラニンの遊出，ニューロピル粗糙化，グリオーシスがみられる。好塩基性封入体もみられる。赤核でも神

【症例7】 前部弁蓋部症候群で発症した59歳女性例　123

好塩基性封入体

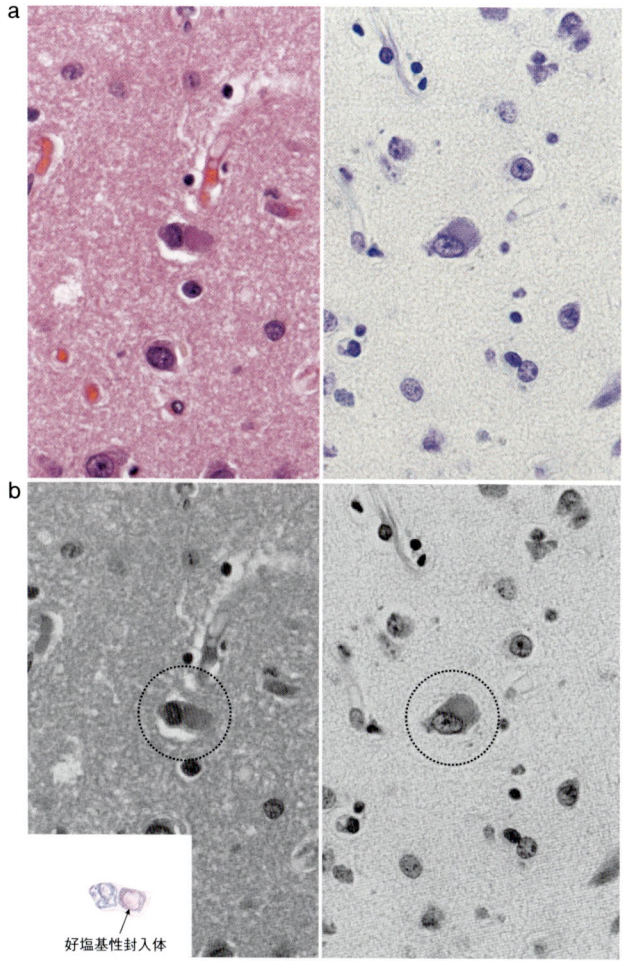

図7-6　大脳皮質の組織病理所見（左：HE染色，右：ニッスル染色）
a：残存した神経細胞内に好塩基性の封入体が観察される
b：破線円内に好塩基性封入体（左図で赤紫色，右図で薄紫色）が観察される
（a，bは同一視野，同倍率の写真）

経細胞脱落とアストロサイト増生，好塩基性封入体がみられる．大脳脚では皮質脊髄路から内側が高度に変性している．橋では青斑で神経細胞脱落，好塩基性封入体がみられる．橋核の神経細胞は保たれ，グリオーシスもみられない．好塩基性封入体は縫線核，被蓋，橋核の神経細胞にもみられる．延髄では舌下神経核の神経細胞脱落，舌下神経根の変性がみられる．また下オリーブ核の神経細胞も高度に脱落し，グリオーシスがみられる．延髄錐体では有髄線維がほとんどみられない．

小脳では半球上部にプルキンエ細胞脱落と顆粒細胞脱落がみられ，多数のトルペード（torpedo）もみられる．生命樹白質の有髄線維も脱落し，淡明化とグリオーシスがみられる．歯状核では周囲の有髄線維が高度に脱落し，グリオーシスがみられる．歯状核の神経細胞はおおむね保持されている．

上部頸髄では，後索を除く前側索で髄鞘染色性の低下，前角の神経細胞脱落とグリオーシスがみられる．

■病理診断

好塩基性封入体を伴う前頭側頭葉変性症（全汎型ピック病）

■症例についてのコメント

本例は，自動性と随意性の乖離を伴う顔面・舌・軟口蓋・咽頭の運動障害と，特徴的な構音障害がみられたことより，前部弁蓋部症候群に属すると考えられる．一般に前頭側頭葉変性症（FTLD）でみられる発話障害は，失語や発語失行に起因する．しかし本例では，発症初期は発声障害が主症状であり（52歳頃より「声が出しにくくなった」），その後，構音器官の運動機能が急速に低下するとともに構音障害が進行した．さらに下顎・口唇・舌・軟口蓋の随意的な運動機能が低下するにつれ，開鼻声，発話速度低下，開鼻声や構音の歪みが増悪し，発症2年後には緘黙状態となった．

本例では，構音障害が明らかとなった病初期に，舌の萎縮，線維束性収縮はみられなかった一方で，下顎反射の亢進がみられたことから，病初期

には下位運動ニューロン(舌下神経核,顔面神経核,三叉神経運動核)は変性を免れ,上位運動ニューロン(皮質延髄路,皮質橋路)が両側性に障害された状態,すなわち偽性球麻痺により,構音障害が出現した可能性が考えられる。また本例では随意的な開口が困難となった進行期でも,食事やあくびの際に十分な開口が可能であるなど,口・舌・顔面・軟口蓋の運動には高度の随意性と自動性の乖離がみられたことも特徴的である。

■進行性前部弁蓋部症候群

　前部弁蓋部症候群はフォア Foix ら[1]によって報告された両側前部弁蓋部損傷による皮質型偽性球麻痺であり,フォア・シャヴァニ・マリー Foix-Chavany-Marie 症候群とも呼ばれている。中核症状は偽性球麻痺による構音障害と,顔面・下顎・咽頭・喉頭・舌の運動麻痺であり,後者は自動性と随意性の乖離を伴う。前部弁蓋部症候群の多くは脳血管障害によって生じ,神経変性疾患による進行性前部弁蓋部症候群の報告はまれである。アーノルド Arnould ら[2]の症例1は発症時50歳の女性で,発声障害で始まり,開鼻声,構音障害へと進行し,後に発話が不能となった。本例と同様に,構音障害の進行が2年半と急速であり,発話を喪失した頃には四肢麻痺による歩行不能と嚥下障害を呈していた。サンテンス Santens ら[3]の症例2は,経過中に行動変化と失語を呈し,PETにて両側前頭葉と側頭葉前部の代謝の低下がみられた。本邦では中島ら[4]が進行性前部弁蓋部症候群の従姉妹例を報告している。

■進行性失構音

　ブロソール Broussolle ら[5]は,変性疾患による進行性の発話障害として,「緩徐進行性失構音(slowly progressive anarthria)」という症候群を提唱している。本症候群における発話障害は,発語失行で始まり,進行の過程で構音障害を合併し,最終的に失構音となる。本例の発話障害の経過とは異なっているものの発話障害の機序は部分的に共通している可能性がある(127頁のコラム参照)。

■好塩基性封入体

　本例にみられた好塩基性封入体は，ムノツ-ガルシア Munoz-Garcia ら[6]が 1984 年に報告した全汎型ピック病(generalized variant of Pick's disease)，若年型の筋萎縮性側索硬化症(amyotrophic lateral sclerosis；ALS)，それに成人型 ALS の一部にみられるとされている。全汎型ピック病という名称は，ピック球を伴うピック病を古典型ピック病と呼ぶのに対して用いられたものであり，古典的ピック病よりも病変が広い範囲に及んでいることに由来している。これまでに報告例も少なく，好塩基性封入体の免疫組織学的性状や病因については未知の部分が多かった。しかし 2009 年，全汎型ピック病の原著論文の筆者である Munoz ら[7]が，複数例を対象とした免疫組織学的検討を行い，本疾患が FTLD-FUS という一群に分類されることを明らかにしている〔総論1(14頁)を参照〕。本例にみられた好塩基性封入体も FUS 陽性であることを後に確認している。

[文献]
1) Foix Ch, Chavany J-A, Marie J : Diplégie facio-linguo-masticatrice d'origine cortico-sous-corticale sans paralysie des members. Rev Neurol I : 214-219, 1926
2) Arnould G, Tridon P, Laxenaire M, et al : Le syndrome bi-opercularie. Rev Otoneuro-ophtalmol 39 : 119-126, 1967
3) Santens P, Borsel JV, Meire V, et al : Progressive dysarthria. Case reports and review of the literature. Dement Geriatr Cogn Disord 10 : 231-236, 1999
4) 中島雅士, 岩淵　定, 福武敏夫, 他：進行性前部弁蓋部症候群—成人発症従姉妹例. 神経進歩 38：581-587, 1994
5) Broussolle E, Bakchine S, Tommasi M, et al : Slowly progressive anarthria with late anterior opercular syndrome : a variant form of frontal cortical atrophy syndromes. J Neurol Sci 144 : 44-58, 1996
6) Munoz-Garcia D, Ludwin SK : Classic and generalized variant of Pick's disease : a clinicopathological and immunocytochemical comparative study. Ann Neurol 16 : 467-480, 1984
7) Munoz DG, Neumann M, Kusaka H, et al : FUS pathology in basophilic inclusion body disease. Acta Neuropathol. 118 : 617-627, 2009

コラム　進行性失構音（Broussolle らの報告）

　発話失行，構音障害，韻律障害，口顔面失行と関係し，発症初期にはその他の言語面，非言語面での神経心理学的異常を伴わない，緩徐に進行する言語産生面の障害を呈した8症例を報告する。長期の経過を観察（6〜10年）した4例では，緘黙，意図性と自動性の乖離を伴う両側性の核上性球麻痺，全般的な知的機能の低下を伴わない前頭葉性の認知機能緩徐化を認めた。最も障害が強かった患者では，前部弁蓋部症候群（Foix-Chavany-Marie 症候群）と錐体路・錐体外路徴候を認めた。CT および MRI では非対称性（左に優位）の進行性前頭葉萎縮，特に下前頭回後部と運動前野，弁蓋部の萎縮がみられた。SPECT，PET では左下前頭回後部および運動前野における血流低下，代謝低下を認め，最も進行した症例では両側性に病変が拡大していた。2例の病理学的検討では，主に前頭葉に限局して，非特異的な神経細胞脱落，グリオーシス，皮質表層の海綿状変化がみられ，基底核，視床，小脳，脳幹（1例での黒質の高度な神経細胞脱落を除く），脊髄での特異的な異常は認めなかった。特異的な臨床症状と代謝，病理所見との関連より，筆者らはこの特異的な症候群を緩徐進行性の失構音（slowly progressive anarthria；SPA）と呼ぶことを提唱した。SPA は局所的な皮質変性症候群の一つの表現型であり，他の同様の症候群，特に原発性進行性失語およびさまざまな前頭葉性認知症と重複する可能性がある。以下に剖検に至った2症例（症例4および症例6）の臨床経過と病理所見を紹介する。

〈症例4〉

　学校の教師で，53歳時に発話の障害が出現した。発症から4年後の時点で，重度の構音障害と口顔面失行がみられた。書字言語と，その他の認知機能は保持されていた。発症から5年後の時点でも患者は日常生活上自立していた。書字は緩徐であり字の重複が頻繁にみられ，語の保続もみられたが，その他には失語性の誤りはみられなかった。口頭・書字での言語理解は異常なかった。神経心理学的評価では，軽度の前頭葉症状がみられたが，認知機能の有意な低下はなかった。神経学的には右側に優位な無動と筋強剛，両側バビンスキー徴候，把握反射，吸てつ反射，吸引反射がみられた。また滑動性眼球運動が軽度に障害されていた。CT・MRI では左シルヴィウス裂の開大と両側前頭葉皮質の萎縮（左に優位）がみられた。PET では左優位に前頭葉での血流低下がみられ，左右の運動感覚皮質で最も低下していた。発症か

ら6年後，嚥下障害および歩行障害がみられ，何回か転倒したため左硬膜下血腫が併発した．血腫除去術を受けてから1か月後，肺炎および腎不全のために死亡した．

〈症例6〉

郵便局の助手．56歳時に構音が障害されていることに気づいた．発症2年後に神経内科を受診し「口顔面失行を伴う重度の発話障害」と診断された．CTでは側脳室前角が軽度に開大していた．発症4年後，当施設初診の時点では，明らかな発語失行，軽度の構音障害，プロソディ障害，中等度の口顔面失行による重度の発話障害がみられた．書字は緩徐であり速さは一定せず，文字の重複や画数の省略もみられた．綴りの誤りがみられ，統語は障害されていた．全般的な認知機能，口頭・書字言語での理解は正常であった．発症から5年目の時点でも，患者は自立しており，活動的で，行動面での異常はみられなかった．反応性の抑うつ状態がみられたが，クロミプラミンによって改善した．しかし構音障害，プロソディ障害，口顔面失行は悪化していた．書字速度は遅く，また誤りが頻繁にみられた．（口頭・書字言語での）理解は保持されていた．神経心理学的検査では知的機能の有意な低下はみられなかったが，中等度の前頭葉機能障害がみられた．神経学的には，特に右上下肢での腱反射亢進および原始反射（吸てつ，吸引，把握反射）がみられた．口および顔面の随意的な運動は減少していたが，舌の萎縮や線維束性収縮はみられず，自動的，不随意的な，情動に伴う運動は保持されているのと対照的であった．水分や肉類の摂取で嚥下が困難となることがあった．指示に従った眼球運度は緩徐であったが，動きの制限はなかった．固視が難しく，また開閉眼の失行がみられた．PETでは両側前頭葉における血流速度低下がみられた．発症6年目に患者の状態が悪化し，自発的な発話がほとんどみられず，またプロソディも消失した．書字の速度は低下しており，保続による障害と文法障害のため，判読することが困難であった．また主に前頭葉機能障害により認知機能も悪化した．発症8年目には患者は完全に緘黙状態となり，両側弁蓋部症候群により咀嚼，嚥下が困難となった．歩行は不安定であり，右優位に全身の筋強剛もみられた．吸てつ反射，下顎反射，両側の手掌頤反射，把握反射，バビンスキー徴候が陽性であった．滑動性眼球運動は切れ切れで時間を要したが，眼球頭位反射は保持されていた．CT・MRIでは左優位な著明な前頭葉萎縮がみられた．8年以上の経過で肺炎により死亡した．

症例4および症例6で明らかにされた病理所見は，他の進行性局所性皮質萎縮症候群とおおむね一致していた。

症例4における最も強い病理所見は皮質2層・3層における海綿状変化と軽度の神経細胞脱落，グリオーシスを伴う前頭葉萎縮である。この所見は左弁蓋部に最も強く，隣接する下前頭回および右半球領域の相同領域では中等度，前頭葉のその他の部位，および頭頂葉と側頭葉の非常に限局された部位では軽度，後頭葉ではみられない。両大脳半球での中心前回下部ではベッツBetz巨大錐体細胞が明らかに減少していた。残存するベッツ細胞も萎縮し，グリオーシスを伴わない変性所見を呈していた。皮質第2層および第5層の，その他の錐体細胞は正常であった。神経細胞脱落と海綿状変化が最も強い前頭葉の部位では，免疫組織学的にはタウおよびユビキチン陽性の老人斑および皮質神経細胞が，非常にまれに（したがって有意とはいえない程度に）認められた。抗βアミロイド蛋白染色の結果は陰性であった。抗GFAP免疫染色所見では，海綿状変化がみられる前頭葉皮質第1層～第3層，およびそれに接する皮質下白質で，軽度の原形質性アストログリオーシスを認めた。大脳皮質以外では，異常所見は黒質に限定され，色素含有神経細胞がほぼ完全に消失，軽度のグリオーシスを伴い，レヴィ小体は認めなかった。前頭葉，側頭葉，基底核，視床，脳幹では，抗ニューロフィラメント免疫染色による有意な所見を認めなかった。

症例6では，肉眼的に，両側の中心前回，前部弁蓋部，下前頭回の萎縮が認められた。組織学的には非特異的な変性の所見が，萎縮部位に対応して皮質全層に及ぶ神経細胞脱落，びまん性の中等度グリオーシス，第2層および第3層における海綿状空胞化を認めた。両側の中心前回では症例4と同様のベッツ細胞の変化を認めた。老人斑，神経原線維変化，ピック小体，レヴィ小体は認めなかった。免疫染色では，前頭葉の海綿状変化が最も強い部位の皮質表層に限局して，タウおよびユビキチン陽性の神経細胞を認めた。海綿状変化がみられる前頭葉皮質および隣接する白質では，軽度の原形質性グリオーシスがみられた。大脳皮質以外では，レンズ核，扁桃体，視床に，ごく少数の風船状ニューロンを認めた。しかしながら，有意な神経細胞脱落，海綿状空胞化，グリオーシス，嗜銀性封入体，異常な神経細胞封入体は認められなかった。黒質を含む脳幹にも異常は認めず，小脳，上位頸髄でも同様であった。

[文献]
Broussolle E, Bakchine S, Tommasi M, et al : Slowly progressive anarthria with late anterior opercular syndrome : a variant form of frontal cortical atrophy syndromes. J Neurol Sci 144 : 44-58, 1996

コラム　前部弁蓋部症候群，フォア・シャヴァニ・マリー Foix-Chavany-Marie 症候群

　Foix-Chavany-Marie 症候群は，両側前部弁蓋部の障害により，独特の症状を呈する偽性球麻痺の異型である。Foix らによる原著では，顔面下部の弛緩性麻痺と挺舌の障害，剖検でローランド Rolando の弁蓋部と下前頭回後部の両側対称性の病変が確認されたことが記載されている。

[文献]
古川哲雄：Foix-Chavany-Marie 症候群．神経内科 56：131-193, 2002

【症例8】
認知症症状とともに幻視が目立った75歳女性例

■臨床経過

　死亡時75歳の女性。病院で看護補助者の仕事をしていた。70歳時より，動作が遅い，転びやすいなど，在宅生活に不自由がみられるようになっていた。71歳時に転居した後から，話のつじつまが合わない，幻覚がみえる，などの症状もみられるようになった。また尿失禁も出現した。介護保険の調査では要介護度3と判定されていた。72歳時にA病院を受診し，パーキンソン症状がみられたため，抗パーキンソン病薬（レボドパ・カルビドパ合剤）の服用を開始したが，治療効果はみられなかった。その後，精査加療目的で同院に入院した。

　入院時の神経所見は次の通りである。意識は清明であるが，MMSEでは18/30と低下していた。パーキンソン症状としては仮面様顔貌，小声，マイアーソンMyerson徴候（眉間を軽く叩打し続けると閉眼する），左手の安静時振戦，四肢・頸部の歯車様筋強剛，前傾・小刻み歩行，姿勢反射障害，易転倒性がみられた。頭部MRIでは脳萎縮などの異常所見はみられなかった（図8-1）。セレギリン内服を開始したところ，表情の変化がみられるようになり，運動機能も軽度に改善した。しかし精神症状として「鏡に映った自分の姿に対して話しかけ，鏡の中の人物が自分であると認識できない」という鏡現象，「部屋の中に裸の子どもがいるので服を着せないといけない」などの視覚性幻覚が続いた。デイケアの場面では，「瓶が一列に並んでいるので倒さないといけない」などの発言もみられた。これらの精神症状については，動揺性（日によって，あるいは時間帯によって症状の強弱がみられる）は確認されなかった。74歳時には転倒による左上腕骨骨折のため，整形外科にて入院加療を受けた。その後も転倒傾向が続き，75歳時に，自宅の洗面台で転倒したため頸部を損傷し，それが原因となり死亡された。全経過は約5年。

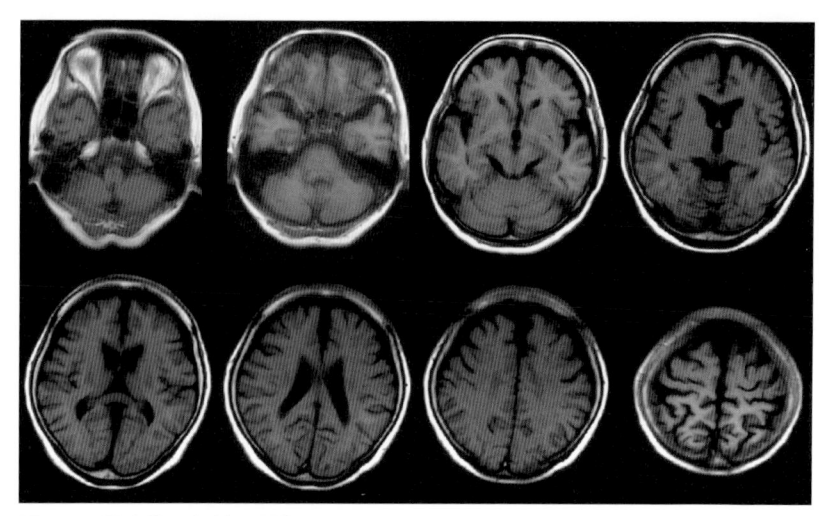

図 8-1　発症約 3 年後の頭部 MRI 所見

■臨床的特徴のまとめ

1) 70 歳時,動作緩慢,易転倒性で発症
2) 約 1 年後に幻視,認知症症状が出現
3) 2 年後にパーキンソン症状
4) 幻視の内容は人物の出現
5) 全経過約 5 年

■臨床診断

レヴィ小体型認知症(DLB)

■病理所見

肉眼所見

固定後の脳重量は 1200 グラム。外表では局所的な脳萎縮を認めなかった。割面では黒質,青斑の脱色素がみられたが(図 8-2),その他には異常

【症例8】 認知症症状とともに幻視が目立った75歳女性例　133

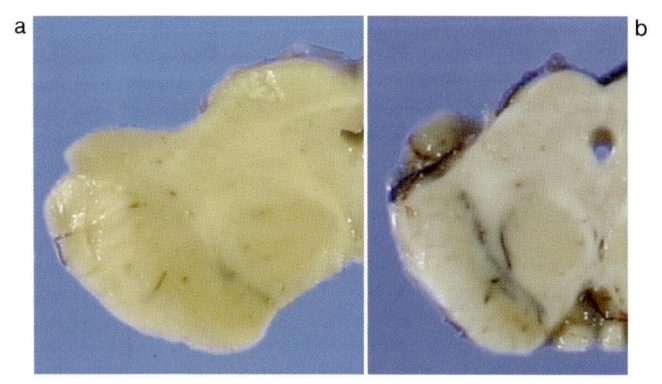

図 8-2　肉眼病理所見（a）
黒質の高度脱色素が観察される。b は対照例。黒質の色調の差違が明らかである

なかった。動脈硬化性変化は軽度であった。

組織学的所見

　黒質，青斑，迷走神経背側核では，メラニン含有神経細胞の脱落とグリオーシスが明らかであり，レヴィ小体もみられた。またマイネルト基底核でも神経細胞脱落とレヴィ小体がみられた。レヴィ小体は中脳被蓋，エディンガー・ウェストファル Edinger-Westphal 核（動眼神経副核），縫線核，延髄網様体にもみられた。αシヌクレイン免疫染色では，レヴィ小体の他にレヴィ関連神経突起も多数観察された。

　大脳皮質では，海馬傍回，帯状回，側頭葉，前頭葉，扁桃体に皮質型レヴィ小体がみられた。海馬傍回には神経原線維変化，海馬傍回，側頭葉，前頭葉皮質には老人斑がみられた。

　病理所見のまとめとしては，①黒質，青斑，迷走神経背側核の変性とレヴィ小体，②大脳皮質のレヴィ小体，③大脳皮質の神経原線維変化（ブラークステージ4）と老人斑，である。

■病理診断

DLB（皮質型レヴィ小体に加えてアルツハイマー病変を伴う DLB 通常型）

■症例についてのコメント

本例ではパーキンソン症状が出現してから約 1 年後に幻視，認知症症状が確認され，幻視の内容が「部屋の中に裸の子どもがいるので服を着せないといけない」といった人物の出現を特徴としている点は，DLB を示唆する症状であると考えられる。また本例では転倒を繰り返すエピソードがみられたが，これは DLB 診断基準[1]の支持項目の 1 つである。本例では認知機能の動揺性については確認できなかったものの，臨床診断と病理診断が一致し，比較的典型的な DLB と考えられる。

本例では核医学検査を行っていないが，SPECT で後頭葉における血流低下，心筋 MIBG シンチで交感神経の機能低下を示唆する所見が確認できれば，DLB の臨床診断はより確実なものとなったと思われる。

DLB における幻視の責任病巣については明らかではない。SPECT では後頭葉の血流低下が示されているが，病理学的に後頭葉で変性の程度が強い，あるいは他の部位と比較してレヴィ小体が特に多くみられる，という所見は報告されていない。また DLB に合併することが多いアルツハイマー病の所見が強い，ということもない。この点については今後の課題となっているが，神経心理学コレクション『レビー小体型認知症の臨床』[2]で触れられているので，ご一読をお勧めしたい。

[文献]
1) McKeith IG, Dickson DW, Lowe J, et al：Diagnosis and management of dementia with Lewy bodies. Third report of the DLB consortium. Neurology 65：1863-1872, 2005
2) 小阪憲司，池田　学：レビー小体型認知症の臨床．pp 154-156, 医学書院，2010

【症例9】
非典型的な画像所見がみられた50歳男性例

■臨床経過

　死亡時50歳，男性，右利き，4年制大学卒。既往歴，家族歴に特記事項はない。大学卒業（22歳時）後も定職に就かずに，趣味のサーフィンをしながらアルバイトなどで生計を立てていた。35歳時に運転手としてタクシー会社に就職したが，勤務の状況や同僚との人間関係には問題なかった。しかし43歳頃より自分勝手な行動，易興奮性が目立つようになった。その後，理髪店で女性店員の身体に触ったことを契機に，A病院精神科に入院し，躁病の診断で加療開始された。退院後は抑うつ状態となり，睡眠薬の大量服用により救急搬送されるというエピソードが45歳時に2回あった。46歳時に退職し，その後は自宅にて療養していた。47歳時に施行した頭部画像検査で脳萎縮がみられたため，B病院を紹介受診した。頭部MRIでは前頭葉，側頭葉（内側を含む），脳幹の萎縮と脳梁の菲薄化，大脳半球深部白質にT2強調・FLAIR高信号がみられた（図9-1）。SPECTでは両側前頭葉・側頭葉前方部の取り込みが低下していたが，まだら状に保たれている部位もあった。また小脳半球でもまだら状に取り込みの低下がみられた（図9-2）。48歳頃より，1日中テレビを見続け，家族に促されるまで歯磨きや洗顔をしない，声が小さく何を言っているか聴き取れない，自分からは歩こうとしないなど，意欲低下，自発性低下がみられるようになった。49歳時に認知症精査目的でB病院に入院した。

　入院時の現症は次の通り。身長155cm，体重62kg。一般身体所見では，陰部に多発する皮膚潰瘍と右膝関節痛がみられた。神経学的所見として，意識は清明であるが病識は欠如しており，入院の目的も理解していなかった。また小声で発話速度が速く，発話内容の聴取が困難であった。脳神経領域では軽度の麻痺性構音障害，運動系では四肢で抵抗症（Gegenhalten）がみられ，腱反射は全体的に亢進していたが，筋力は正常であり，病

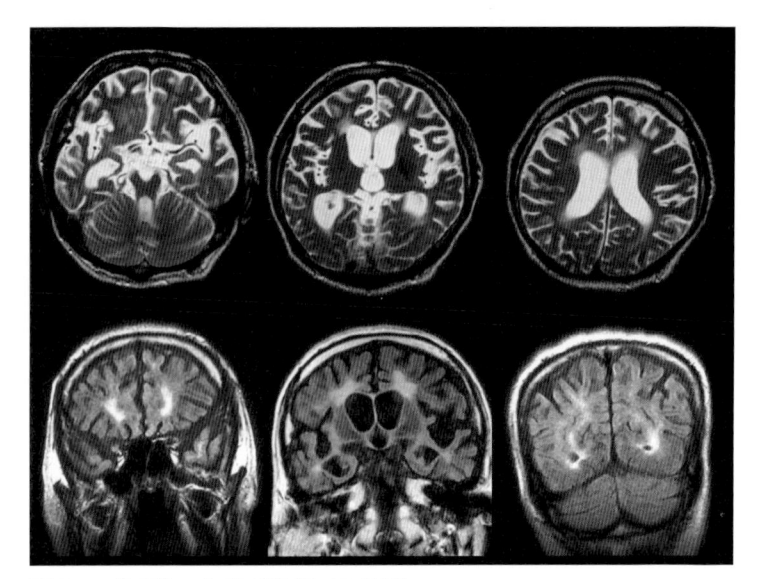

図9-1 発症約5年後の頭部MRI所見
上段：T2強調画像水平断，下段：FLAIR画像冠状断

的反射もみられなかった．また感覚系でも異常はなかった．高次脳機能所見として，物品呼称，聴理解は正常であったが，漢字の錯書がみられた．また動物名の想起が1分間に2個と低下しており，両手の病的把握・模倣行為を認めるなど，前頭葉機能の低下がみられた．構成課題，計算課題では異常なく，数唱も順唱6桁，逆唱4桁でおおむね正常範囲内であった．しかしMMSEは22点，WAIS-RはVIQ 74，PIQ 62，IQ 65といずれも低下していた．

血液検査では血算，生化学に異常なく，甲状腺機能は正常範囲であり，血清梅毒反応，抗HIV抗体，抗核抗体，リウマチ因子も陰性であった．検尿，検便も異常なかった．髄液検査，脳波は施行されていない．

入院後も，自分が気に入ったタレントが出演するテレビを見続けながら寝転んでいる，自分からは歩こうとしない，清潔についての意識が低い（入浴しない，髭を剃らない），食事は好き嫌いが強く，パンばかり食べ

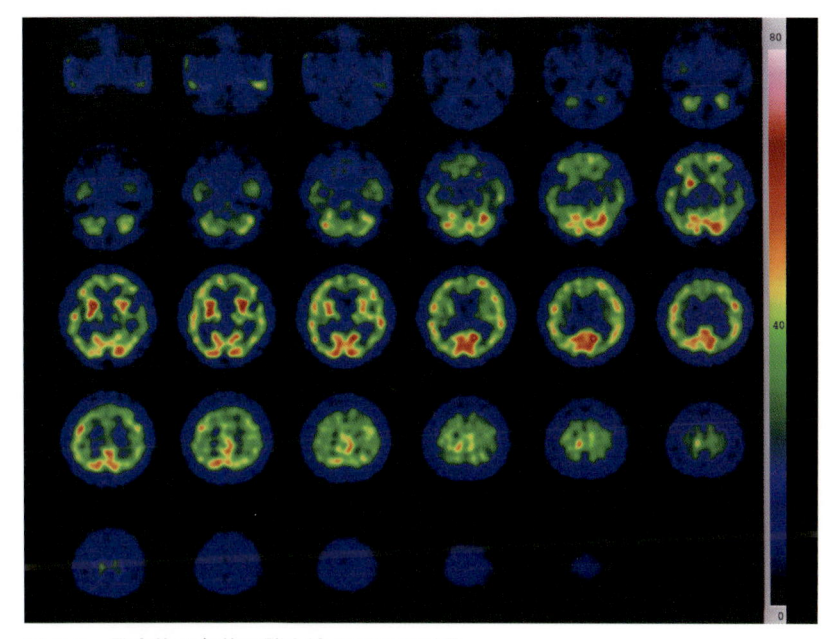

【症例9】 非典型的な画像所見がみられた50歳男性例　　137

図9-2　発症約5年後の脳血流SPECT所見

る，などの症状がみられた。右膝関節痛は安静にて徐々に軽快し，陰部潰瘍も清潔ケアを続けることで軽快した。退院後は在宅介護を受けていたが，徐々に嚥下障害，歩行障害が進行し，両便失禁状態となった。退院約8か月後の頭部MRIでは，脳萎縮の程度は前回と変化なかったが，大脳白質の異常信号域が拡大し，側脳室後角周囲にも明らかであった。50歳時，自宅にて誤嚥により窒息したため救急搬送されたが，蘇生することはできず，死亡確認された。全経過約7年。

■臨床的特徴のまとめ

1) 43歳時，性格変化（自己中心的になった）で発症
2) 前頭葉機能低下を中心とした全般的な認知機能低下
3) 頭部MRIにて両側前頭側頭葉萎縮，白質の異常信号

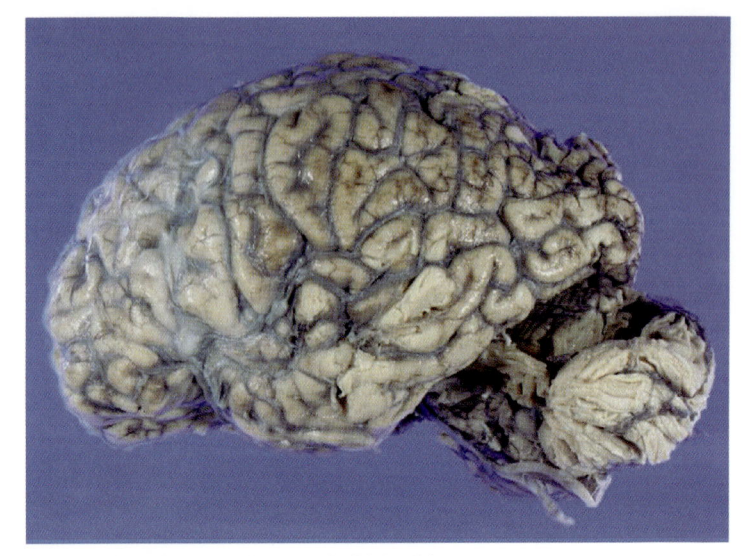

図 9-3　肉眼病理所見(左大脳半球側面像)
外表からは脳萎縮はみられない

4) 脳血流 SPECT で大脳・小脳にまだら状の集積低下
5) 全経過約 7 年

■**臨床診断**

前頭側頭型認知症(FTD)

■**病理所見**

剖検時に全身のるいそう(体重 31 kg)がみられた。気管内に喀痰が貯留しており,直接の死因は痰詰まりによるものと考えられた。その他には,両肺の軽度うっ血水腫と気腫性変化,慢性気管支炎,右室の拡張,大動脈の粥状硬化を認めたが,腸管,肝臓,脾臓,腎臓には,異常はみられなかった。

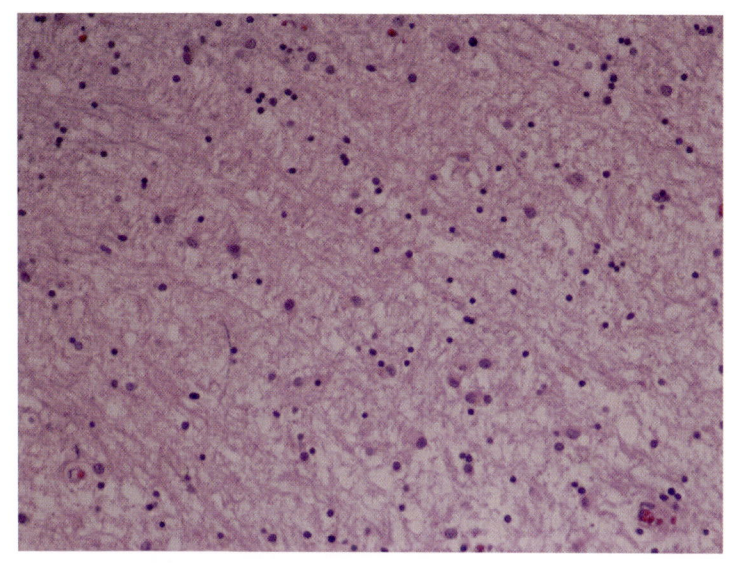

図 9-4 前頭葉白質の組織病理所見（HE 染色）
生地の粗鬆化，アストログリアの増生が観察される

肉眼所見

固定後の脳重は 950 グラムと減少。脳は全体的に小さいが，外表からは脳溝の開大はみられなかった（図 9-3）。割面では視床および尾状核の萎縮，側脳室拡大，脳幹の全体的な萎縮を認めた。また大脳半球白質に斑状の淡褐色病変が散在していた。軟膜は軽度に混濁していたが，硬膜には異常はみられなかった。

組織学的所見

大脳白質の一部では，MRI でみられた異常信号域におおむね対応する部位で髄鞘染色性が低下しており，同部位では軸索密度も減少していた。また生地の粗鬆化（図 9-4），軽度のグリオーシス，血管周囲の炎症細胞浸潤（主にリンパ球，部位によってはマクロファージの集簇）（図 9-5），少数の小壊死巣がみられた。これらの病変は前頭葉および側頭葉に多かった

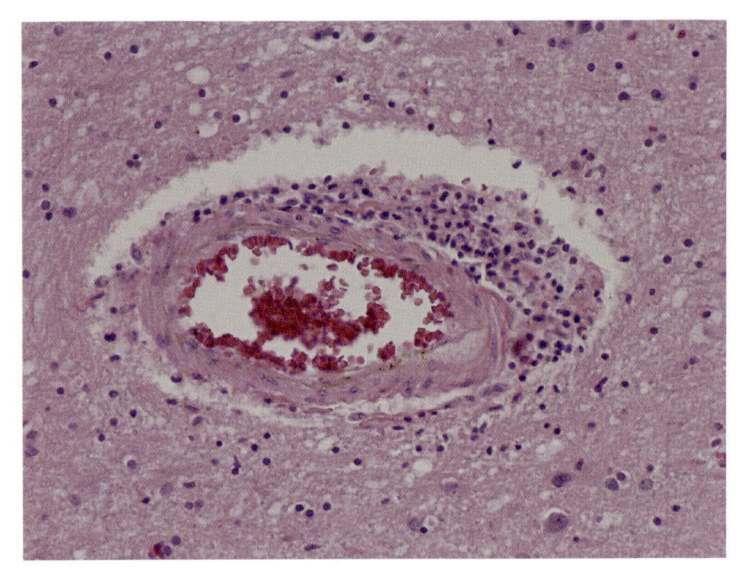

図 9-5　前頭葉白質の組織病理所見（HE 染色）
細動脈周囲に炎症細胞浸潤が観察される

が，後頭葉にも少数観察された。軟膜でも複数箇所で血管周囲のリンパ球浸潤がみられた（図 9-6）。大脳皮質は運動野を含めて著変なかった（図 9-7）。海馬傍回では限局性の壊死巣がみられたが，海馬の錐体細胞は保たれていた。視床，基底核にも著変はみられなかった。

　脳幹では上丘，橋底部，延髄に血管周囲リンパ球浸潤がみられた。黒質，青斑，舌下神経核は異常なかった。延髄錐体では髄鞘が淡明化していたが，軸索は保たれていた。小脳では歯状核，皮質，白質いずれも異常なかった。脊髄では血管周囲炎症細胞浸潤を認めたが，前角の運動神経細胞は保たれていた。

■病理診断

　慢性髄膜脳脊髄炎（炎症の原因疾患は特定できない）

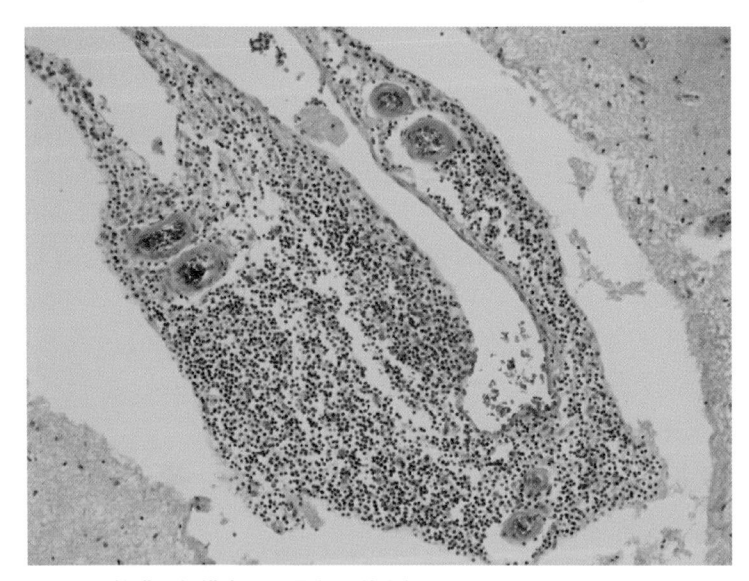

図9-6 軟膜の組織病理所見（HE染色）
血管周囲のリンパ球浸潤が観察される

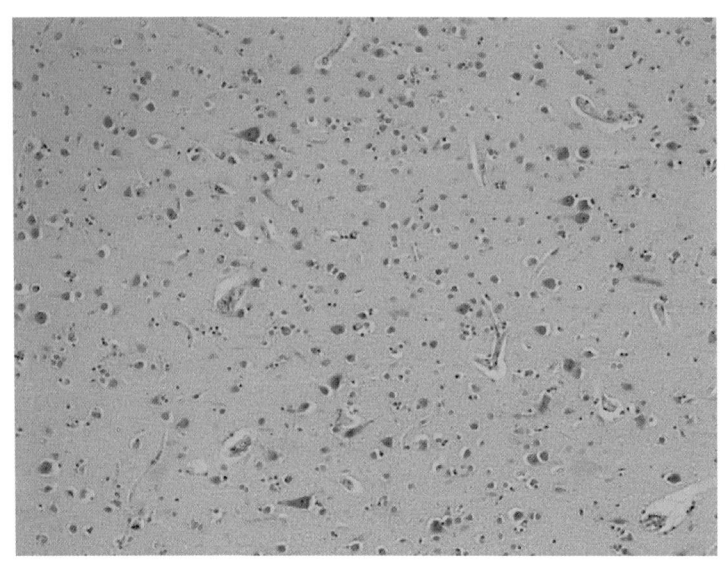

図9-7 前頭葉皮質の組織病理所見（KB染色）
皮質には異常はみられない

■症例についてのコメント

　FTDの臨床診断基準では，全経過を通じて性格変化と社会的行動の障害がみられることが特徴とされている[1]。本例にみられた進行性の認知症症状，すなわち病識欠如，自発性低下などは，前頭葉機能低下を反映し，MRI所見(両側前頭側頭葉の萎縮)と併せて，FTDを示唆すると考えられる。また本例では衛生に関する認識の欠如や嗜好食品の変化，自発話の減少もみられたが，これらもFTDの診断基準で支持項目に含まれている。しかし本例の臨床診断にあたっては，髄液検査や脳波など，認知症の診断に際して除外診断を行う必要があるいくつかの項目について，検索されていない。さらに本例のSPECT所見は，前頭側頭葉の局所的，一様な血流低下を示唆するものではなく，この点からもFTDという臨床診断については，慎重に鑑別診断を行うべきであったと考えられる。

　本例は病理学的に慢性髄膜脳脊髄炎と診断した。検索し得た範囲では，FTD類似の臨床像を呈した慢性髄膜脳炎の報告例はない。本例では経過中に陰部潰瘍，膝関節痛が認められたことから，神経病理所見も併せて，神経ベーチェットBehçet病の可能性も考えられた。神経ベーチェット病の精神症状としては，人格変化(人格退行)，うつ状態，妄想，幻聴，感情鈍麻，意欲および自発性低下，無関心，記銘力低下，易怒性などが挙げられており[2]，本例の精神症状とも一致している。また，延髄錐体に脱髄を示唆する所見を認めたことを含め，慢性髄膜脳脊髄炎に合致した中枢神経病理所見を認めたことは，神経ベーチェット病の診断に矛盾するものではないと考えられる。しかし疾患特異的な所見を欠いていることより，臨床病理学的に診断を確定することは難しく，慢性髄膜脳炎により進行性に認知機能低下をきたした，という位置付けにとどまる。

　本例と同様に，進行性の認知症症状を呈し，病理学的に炎症性髄膜脳炎と診断された症例しては，カセリCaselliら[3]による非血管炎性自己免疫性炎症性髄膜脳炎(non-vasculitic autoimmune inflammatory meningoencephalitis；NAIM)の報告がある。これは初老期以後に進行性認知機能低

下，精神症状，歩行障害を呈し，ステロイド治療に反応した5例をまとめたものである．脳生検の結果，血管壁への浸潤を伴わない血管周囲リンパ球浸潤を認めたこと，髄液検査でIgGインデックス，IgG産生率の上昇を認めたことより，自己免疫性の機序による髄膜脳炎を想定している．またスナイダー Snyder ら[4]は急速に進行する認知機能障害，脳波での周期性同期性放電(PSD)を認め，クロイツフェルト・ヤコブ病(CJD)が疑われたNAIMの1例を報告している．これらの報告からも，認知症の診断にあたっては，常に治療の可否を念頭に置いて，髄液検査を含む検索が必要であることが示される．今後，アルツハイマー病(AD)やレヴィ小体型認知症(DLB)におけるバイオマーカーが開発されれば，認知症の臨床診断において髄液検査は必須項目となるかもしれない．

[文献]
1) Neary D, Snowden JS, Gustafson L, et al : Frontotemporal lober degeneration : A consensus on clinical diagnostic criteria. Neurology 51 : 1546-1554, 1998
2) 稲葉午朗，近藤 脩，加来秀彦：神経Behçet病の精神・神経症状．神経内科 52 : 473-479, 2000
3) Caselli RJ, Boeve BF, Scheithauer BW, et al : Nonvasculitic autoimmune inflammatory meningoencephalitis(NAIM) : a reversible form of encephalopathy. Neurology 53 : 1579-1581, 1999
4) Snyder CH, Mishark KJ, Caviness JN, et al : Nonvasculitic autoimmune inflammatory meningoencephalitis imitating Creutzfeldt-Jakob disease. Arch Neurol 63 : 766-768, 2006

【症例 10】
当初は脊髄小脳変性症と診断され，左右差のある上肢のジストニー肢位がみられた 72 歳男性例

■臨床経過

　死亡時 72 歳の右利き男性。既往歴，家族歴に特記すべきことはない。タクシーの運転手をしていたが，61 歳頃に交通事故を 2 回起こしたため退職した。62 歳頃には歩行時に杖を使うようになった。その後，歩行の不安定さが増悪し，話しにくさもみられるようになった。しかし独居生活を続けていた。68 歳時に，介護保険申請のため，A 診療所を受診したが，その際に，脊髄小脳変性症 (spinocerebellar degeneration ; SCD) の可能性を指摘された。しかし定期的に通院することはなかった。69 歳頃より，歩行時に頻繁に転倒するため，トイレに行くにも難渋するようになった。71 歳になると，意欲低下がはっきりしてきた。B 病院神経内科を受診したところ，SCD と診断された。その後，座位でのバランスも悪くなり，また誤嚥や排痰の回数が頻繁となったため，A 診療所から往診を受けるようになった。さらに A 診療所より C 病院を紹介され，精査入院した。
　神経学的には，発話不能（発声，発語がみられない）であり，身振りでの応答もみられなかったため，高次脳機能について詳細に評価することはできなかった。また構音障害の存在についても判断できなかった。他覚的には動作緩慢，頸部後屈位，頸部の筋強剛が明らかであった。また眼球は両側とも正中固定であったが，人形の目現象は陽性であり，核上性眼球運動障害と考えられた。右上肢は肘関節，手関節で屈曲位にあり，ジストニー様の肢位であった。頭部 MRI では，左優位に前頭葉を中心とした大脳の萎縮，脳幹の萎縮がみられたが（図 10-1），中脳被蓋部の萎縮はみられなかった（図 10-2）。SPECT では左優位に中心領域から頭頂葉での取り込み低下がみられた。
　左右差の明らかな上肢のジストニー様肢位，MRI で左右非対称性の大

【症例10】 当初は脊髄小脳変性症と診断され，左右差のある上肢のジストニー肢位がみられた72歳男性例   145

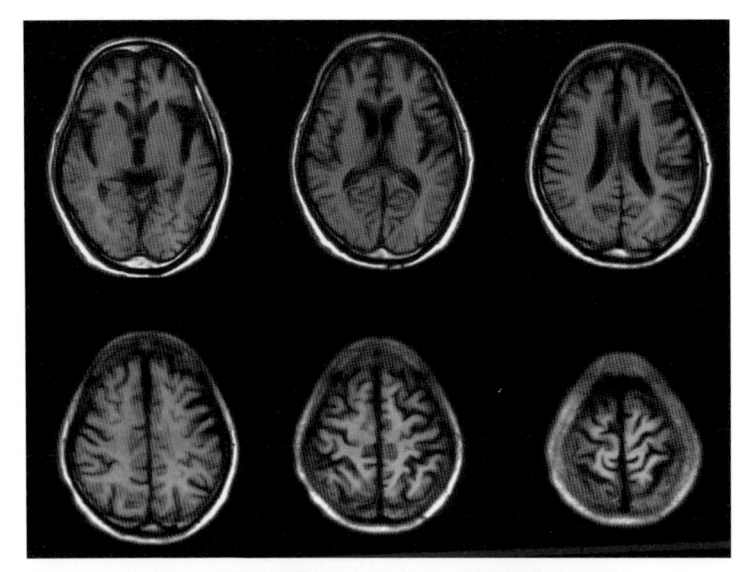

図10-1　発症約9年後の頭部MRI所見（T1強調画像水平断）

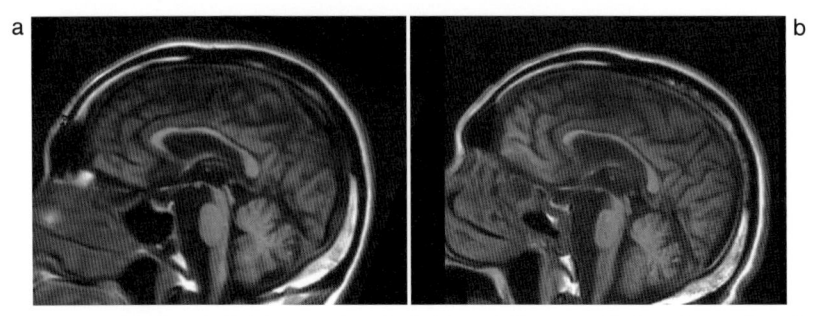

図10-2　発症約9年後（a）および11年後（b）の頭部MRI所見（T1強調画像正中矢状断）

脳萎縮がみられたことより，SPECT所見も併せて，大脳皮質基底核変性症（CBD）が疑われた．抗パーキンソン病薬により治療を受けたが，症状の改善は得られなかった．退院後は施設でのショートステイを利用しながら，在宅療養を行っていたが，嚥下障害が少しずつ悪化しているようであった．

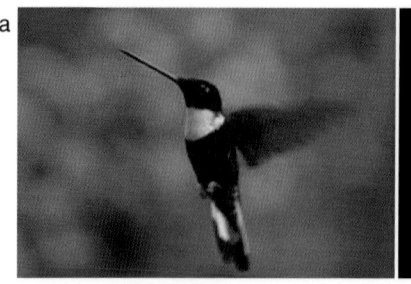

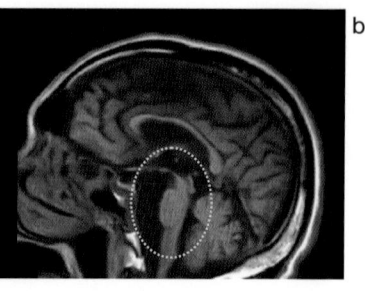

図 10-3 ハチドリ徴候
中脳から橋にかけての脳幹の形状(b, 破線円内)がハチドリ(a)に似ていることから,この名がついた。中脳被蓋部が萎縮することにより,ハチドリに類似した形状を呈するとされている

　73歳時に誤嚥による肺炎のためC病院に入院した。神経所見としては,自発開眼しているものの,無動性無言の状態であった。追視はみられなかった。頭部および四肢の筋強剛が明らかであり,また右優位に両上肢がジストニー肢位を呈していた。抗生剤治療によりいったんは回復したが,その後の肺炎再発により死亡された。全経過は約11年であった。入院中に施行したMRIでは,中脳被蓋部の萎縮(ハチドリ徴候)がみられ(図10-3),最終的な臨床診断としては進行性核上性麻痺(PSP)の可能性が考えられた。

臨床的特徴のまとめ

1) 62歳頃,歩行障害で発症
2) 69歳頃,易転倒性
3) 71歳時,意欲低下,自発話消失,核上性眼球運動障害,右上肢ジストニー
4) 全経過約11年

臨床診断

　進行性核上性麻痺(PSP)

■病理所見

肉眼所見

　固定後の脳重は1000グラムと減少している。外表所見では大脳・脳幹が全体に小さい。両側前頭葉は萎縮しているように見えるが，脳溝の開大はない。大脳割面では，側脳室の開大と視床下核の萎縮がみられる。しかし淡蒼球の変性は明らかではない。脳幹小脳の割面では，中脳黒質の着色はみられるが全体の幅が狭い。橋被蓋の前後径が小さい。小脳半球には萎縮はみられないが，上小脳脚は細く，変色しており，また小脳歯状核門の着色が消失している。これらの肉眼所見は，特に左右差はみられず，また淡蒼球の変性がみられない以外はPSPに矛盾しない。

組織学的所見

　大脳皮質では層構造はおおむね保持されている。前頭葉皮質表層には軽度の海綿状変化を認める部位がある。観察した範囲では，風船状ニューロンは認めない。前頭葉皮質のガリアス染色では，KB染色，HE染色では異常を認めない皮質でも，少数ないし中等数の嗜銀性構造物，すなわち房状アストロサイト，コイル状小体，嗜銀性スレッドを認める（図10-4）。

　大脳白質では髄鞘の染色性は良好であり軸索の脱落もみられない。

　淡蒼球は，前方（扁桃体の割面）では，ホルツァー染色でも明らかなグリオーシスはみられないが，ガリアス染色では嗜銀性構造物を認める。後方（海馬の割面）では内節に明らかなグリオーシスと嗜銀性構造物がみられる。視床下核は左右の幅が狭くなっており，ガリアス染色では多数の神経原線維変化（NFT）がみられる。

　海馬には異常はみられず，海馬から海馬傍回にかけて，ガリアス染色でもNFTはみられない。老人斑も認められない。扁桃体はごく少数のNFTを認めるのみである。

　中脳では動眼神経核，エディンガー・ウェストファル核，赤核に多数のNFTがみられる（図10-5）。黒質の神経細胞は軽度に脱落しておりNFT

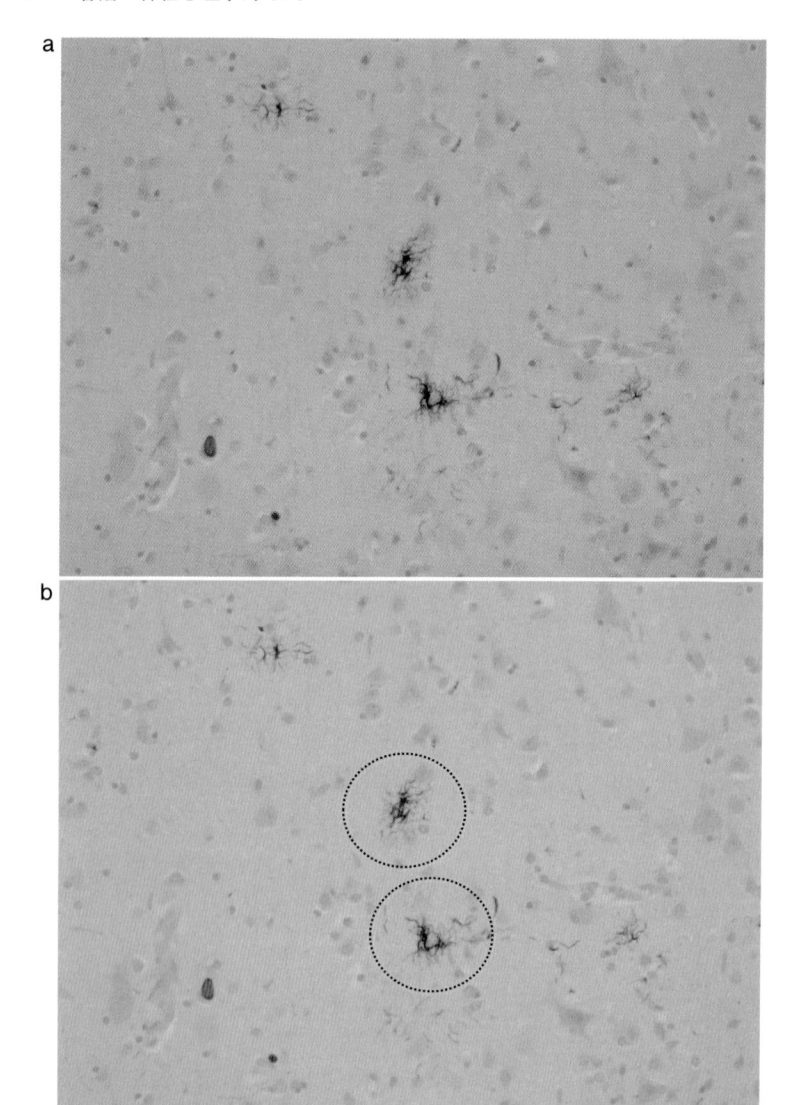

図 10-4 前頭葉皮質の病理組織所見(ガリアス染色)
a：tuft-shaped astrocyte(房状アストロサイト)が観察される
b：破線円内に tuft-shaped astrocyte が観察される
(a, b は同一視野，同倍率の写真)

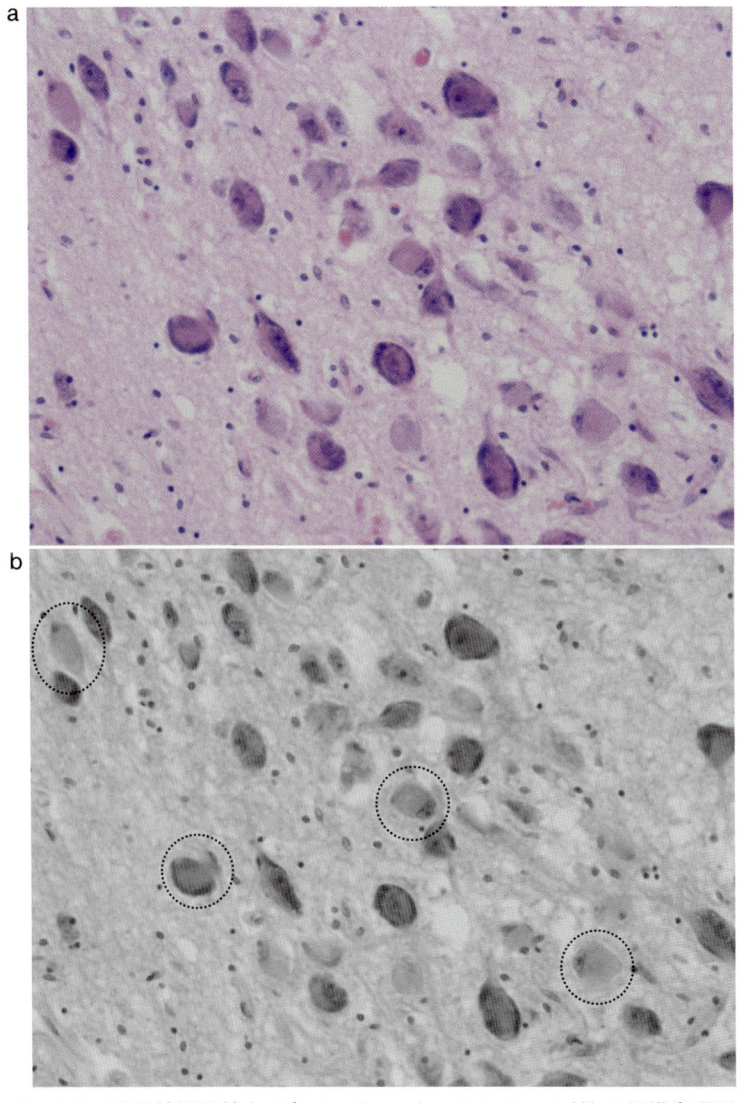

【症例10】 当初は脊髄小脳変性症と診断され，左右差のある上肢のジストニー肢位がみられた72歳男性例　　149

図10-5　動眼神経副核（エディンガー・ウェストファル核）の組織病理所見（HE染色）
a：神経原線維変化（globose type）が観察される
b：破線円内に渦巻き状の神経原線維変化を示すニューロンが観察される
（a，bは同一視野，同倍率の写真）

もみられる．中脳水道周囲，赤核にも多数の嗜銀性構造物がみられる．青斑核の神経細胞は保持されているがNFTがみられる．上小脳脚では髄鞘の染色性が低下している．橋核の神経細胞は保たれている．両側下オリーブ核に高度のグリオーシスと多数のNFTがみられる．

小脳歯状核の神経細胞は保たれているが，グルモース変性がみられる(図10-6)．ガリアス染色ではごく少数のNFTがみられる．歯状核門の髄鞘染色性は低下しており，ホルツァー染色では同部位にグリオーシスがみられる．小脳半球のプルキンエ細胞はおおむね保たれている．

病理所見のまとめとしては，①淡蒼球，視床下核，脳幹，小脳歯状核におけるNFTの出現と軽度の変性，②上記部位に加えて，前頭葉皮質に嗜銀性構造物(房状アストロサイト，コイル状小体，嗜銀性スレッド)の出現，③上小脳脚，小脳歯状核門の髄鞘脱落，である．

■病理診断

PSP

■症例についてのコメント

本例は大脳皮質，基底核，脳幹，小脳に変性と多数のNFTを認めること，ガリアス染色で房状アストロサイト，嗜銀性スレッド，コイル状小体を認めることより，病理学的にはPSPと診断し得る．淡蒼球，視床下核，赤核，動眼神経核，黒質，青斑，小脳歯状核，上小脳脚という本例の病変分布はPSPとして典型的である．

本例では，症状の左右差がみられたとされるが，病理学的には症状の左右差を説明し得るほどの基底核，脳幹病変の左右差はみられなかった．

本例の病初期にみられた左右差の明らかなジストニーは，CBDを疑わせる症状ではあるが，PSPでも一側性の上肢ジストニーはみられることがある．リトヴァンLitvanら[1]は，病理学的にPSPと診断確定した24例を対象とした後方視的な臨床病理学的研究を報告している．それによれば臨床症状としては，無動，筋強剛がみられる症例が最も多かった．初診時

【症例10】 当初は脊髄小脳変性症と診断され，左右差のある上肢のジストニー肢位がみられた72歳男性例　　151

グルモース変性

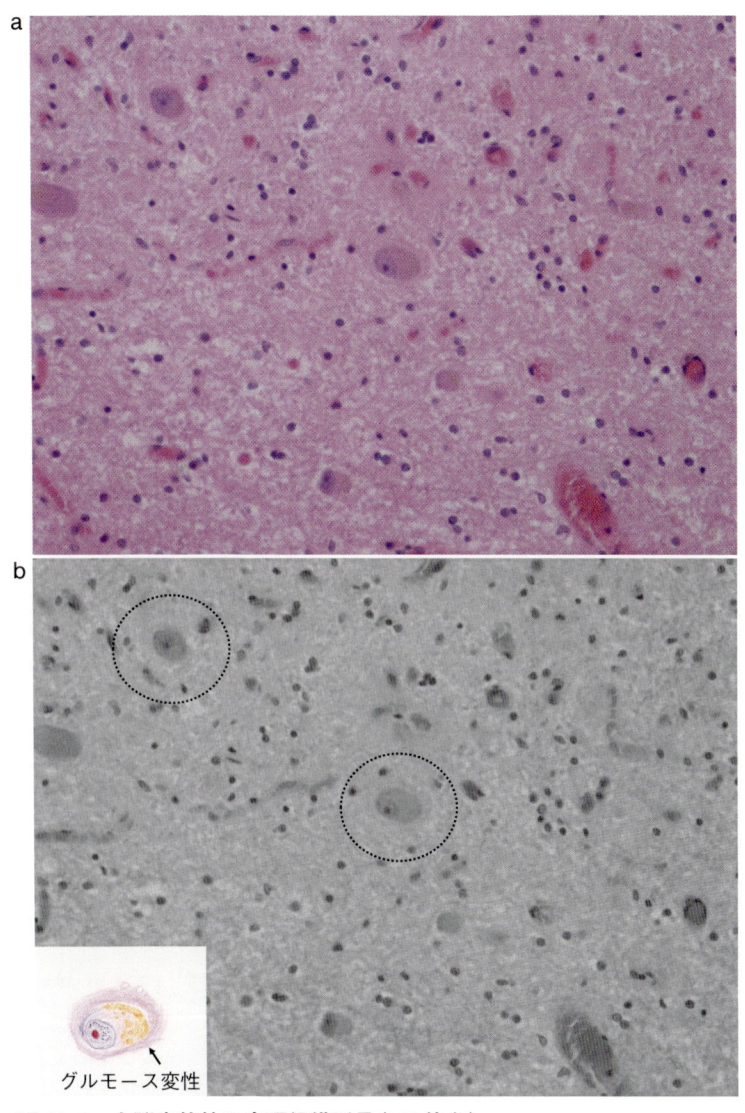

図10-6　小脳歯状核の病理組織所見（HE染色）
a：神経細胞の周囲に好酸性の円環状構造が観察される。いわゆる「グルモース変性」である
b：破線円内の神経細胞周囲に，好酸性（やや濃い桃色）の円形の構造が観察できる。これがグルモース変性と呼ばれる所見である
（a，bは同一視野，同倍率の写真）

の錐体外路症状としては，歩行障害 23 例，姿勢の不安定さ 22 例，転倒歴 20 例，両側性の寡動 21 例，体幹の筋強剛 15 例と高頻度にみられたのに対して，一側性のジストニーは 1 例にみられたのみであった．その他の症状としては，核上性眼球運動障害 19 例，構音障害 18 例，前頭葉性解放徴候 13 例，などであった．

なお，一側上肢のジストニーはスティール Steele ら[2]による PSP の原著でも記載がある．

■皮質下性認知症

PSP 症例では，忘れっぽさ，思考過程の緩徐化，人格変化（無欲あるいは抑うつ傾向），獲得知識の利用障害を特徴とする認知機能障害がみられることが多く，皮質下に病変を有する多くの神経疾患でも同様の症状がみられることから，これらの症状を特徴とする「皮質下性認知症」という概念が提唱された．アルバート Albert ら[3]の報告は，臨床的に PSP と診断された 5 症例および Steele らの原著例を含む文献例 42 例についての検討である．「忘れっぽさ」とは記憶障害とは異なり，短時間の検査では想起することができないものの，検査に際して十分な時間をかけ，かつ患者に刺激を与えることによって，正解を導き出せる，という症状である．「思考過程の緩徐化」も同様に，制限時間内に認知機能検査課題を正解することはできないが，十分な時間をかければ正解に到達することができる，という症状であり，患者自身の「あなた（検査者）は急いで尋ねすぎる．私は考えをまとめるのにもっと時間が必要だ」という言葉が紹介されている．「人格変化」は，無欲，抑うつ傾向を示す場合が多いが，反対に易怒性や多幸感，強制笑いや強制泣きがみられる場合もある，と述べられている．「獲得知識の利用障害」は，計算や抽象的な思考課題での障害を示すのに用いられた表現である．これらの症状は，いずれも知的機能の遂行に際して非常に時間を要する点で共通し，皮質損傷によって生じる失語，失行，失認とは異なるものである，と考察されている．

本例では 71 歳時に意欲低下がみられているが，これは皮質下性認知症

にみられる症状として合致するものと思われる。

■ PSPの臨床病理学的検討について

　PSP症例を対象とした臨床病理学的検討は少なくないが，ここで紹介するのは症例数が最も多いと思われるウィリアムス Williams ら[4]の報告である。病理学的に PSP と診断された連続103症例を対象に，臨床症状および臨床経過，橋底部の凍結組織を用いたタウタンパクの生化学的性質について，後方視的に検討した。臨床的な評価項目としては，発症年齢，罹病期間，転倒，寡動，認知機能低下，発話障害，嚥下障害，症状の左右差，振戦，筋強剛，姿勢反射障害，眼球運動障害，体幹以外の部位のジストニー，錐体路徴候，自律神経機能障害，ジスキネジア，レボドパへの反応性について，それぞれ評価されている。その結果，全例が2群に分類された。1群は PSP の原著[2]に記載された臨床像を忠実に再現するような症例群であり，全症例の54％を占める。臨床的に姿勢反射障害，転倒，核上性眼球運動障害，認知機能障害が早期よりみられ，「スティール・リチャードソン・オルシェウスキィ(Steele-Richardson-Olszewski；SRO)症候群：リチャードソン症候群と略称」と呼び得る。もう1群は，パーキンソン症状が主体となる症例群であり(PSP-Pと略称)，全症例の32％を占める。臨床的に左右非対称性の発症，振戦，レボドパへの反応性を示し，パーキンソン病と診断されることが多い。それぞれの罹病期間は5.9年と9.1年，死亡時年齢は72.1歳と75.5歳であり，いずれも有意差がみられた。タウタンパクの4R/3R比は，R症候群とPSP-Pでそれぞれ2.84と1.63であり，この差も有意であった。以上より，病理学的に PSP と診断された症例でも，臨床的な表現型にはバリエーションがみられ，約1/3の症例ではパーキンソン病と慎重に鑑別する必要があることが示された。

■ PSPと小脳症状

　本例では病初期に易転倒性がみられたことより，当初は脊髄小脳変性症が疑われていた。PSP の原著[2]では9例中1例(症例3)に四肢の運動失調

がみられたことが記載されており，また小脳性運動失調が存在し，病理学的に小脳，橋の変性所見がみられた PSP 症例も報告されている[5-7]。PSP では小脳歯状核と，そこから視床に投射する線維の通り道である上小脳脚に変性がみられる（つまり小脳遠心系が障害される）ことから，小脳性運動失調がみられても不思議はない。しかし実際には錐体外路症状により隠蔽されてしまうためか，小脳症状を伴った PSP の剖検例の報告は少ない。PSP の臨床診断基準には，多系統萎縮症を鑑別するために，「早期の著明な小脳症状」が除外項目として挙げられているため，多系統萎縮症と臨床診断されている症例に PSP 症例が含まれている可能性もある。

[文献]
1) Litvan I, Mangone CA, McKee A, et al：Natural history of progressive supranuclear palsy (Steelr-Richardson-Olszewski syndrome) and clinical predictors of survival：a clinicopathological study. J Neurol Neurosurg Psychiatry 61：615-620, 1996
2) Steele JC, Richardson JC, Olszewski J：Progressive supranuclear palsy. Arch Neurol 10：333-359, 1964
3) Albert ML, Feldman RG, Willis A：The 'subcortical dementia' of progressive supranuclear palsy. J Neurol Neurosurg Psychiatry 37：121-130, 1974
4) Williams DR, de Silva R, Paviour DC, et al：Characteristics of two distinct clinical phenotypes in pathologically proven progressive supranuclear palsy：Richardson's syndrome and PSP-parkinsonism. Brain 128：1247-1258, 2005
5) 水谷智彦，上倉 勲，清水夏繪，他：モダンコンセプト CPC 歩行障害・姿勢反射異常で発症し，経過中，小脳・橋の萎縮，眼球運動障害を来たした 64 歳男性．モダンコンセプト神経内科 2（栗原照幸，田代邦雄，水野美邦・編），pp 149-174, 医学書院，1992
6) 森 秀生，太田 聰，田久保秀樹，他：オリーブ・橋・小脳系の変性を伴った進行性核上性麻痺（会）．Neuropathology 15(Suppl 1)：31, 1995
7) 饗庭郁子，齋藤由扶子，安田武司，他：小脳性運動失調の目立った進行性核上性麻痺の 1 剖検例．神経内科 56：230-233, 2002

【症例 10】 当初は脊髄小脳変性症と診断され，左右差のある上肢のジストニー肢位がみられた 72 歳男性例

コラム　PSP と "humming-bird" sign(ハチドリサイン)

　PSP の画像診断で有用な所見として，ハチドリサインが知られている（最近では医学生向けの参考書にも紹介されているようである）。これは脳幹の矢状断画像で，中脳被蓋部が萎縮している様子がハチドリに似ている，ということからつけられた名称である(146 頁の**図 10-3** を参照)。

【症例11】
前頭側頭葉の進行性萎縮がみられた67歳男性例

■臨床経過

　死亡時67歳の男性，右利き．工業系の高等専門学校を卒業し，設計の会社を経営していた．詳細は不明であるが，50歳代初め頃より，物忘れが出現した．55歳時に自営の会社が倒産．その後，同じことを繰り返して話す，家の絵を描けない，という症状が出現した．また，一日中何もせずに，酒を飲んで過ごすようになった．さらに，自分の腹を切られるという妄想も出現した．58歳時，妻が介護疲れのために入院したのを機に，本人も特別養護老人ホームのショートステイをしたが，施設内では徘徊，せん妄，不眠，多動，介護拒否が強く，施設での対応が困難と判断された．このためA病院精神科に入院した．同院では「無理に誘導，制止すると暴力をふるうが，男性からの声かけには応じる」「夜間は個室で良眠」「他の入院患者を叩くことがあり，頓用のセレネース®にて暴力行為は鎮静される」という記載が残されている．翌年，別の精神科病院に転院した．ここではMMSEを行ったが，「発語が乏しく，反応がとれないため中止．検査拒否傾向が強い」ということであった．同院でも「徘徊が強く，またところ構わずに放尿する（尿意はあるが，トイレ誘導が間に合わないことが多い）」「徘徊を制止すると険しい表情になる」という症状が目立っていた．薬剤の追加により，介護に対する抵抗は軽減したようであった．同院での臨床診断はアルツハイマー型認知症であった．

　61歳時より長期療養目的で施設に入所．63歳頃までは自力で歩いていた．ホーム内では徘徊がひどかった．その後，全身痙攣発作がみられたため，B病院を受診，入院経過観察された．一般身体所見としては，発熱（体温38.0℃），全身の脱水を認めた．神経学的所見として，意識レベル低下（自発開眼しているが，発語なく，ぼーっとしている），仮面様顔貌，筋緊張亢進（鉛管様），四肢筋萎縮（廃用性）がみられた．CTおよびMRIで

【症例11】 前頭側頭葉の進行性萎縮がみられた67歳男性例　　157

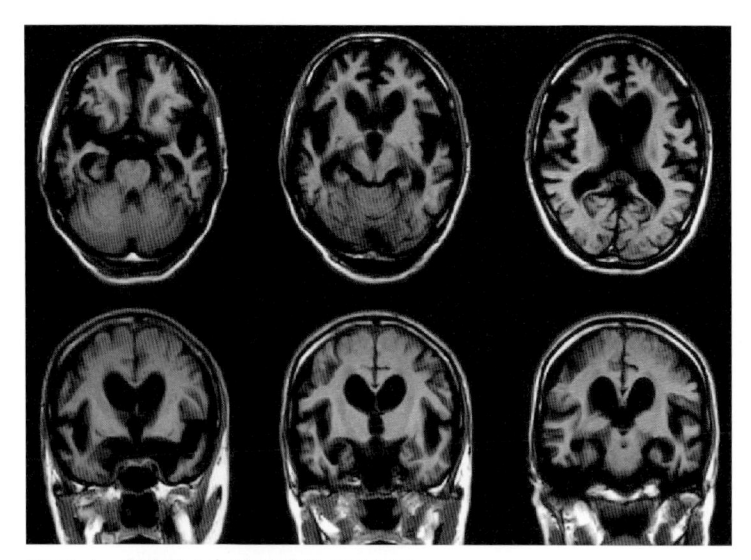

図11-1　発症約8年後の頭部MRI所見
上段：T1強調画像水平断，下段：T1強調画像冠状断

は両側前頭側頭葉の萎縮がみられた（図11-1）。

　入院後，抗痙攣剤投与，補液により，発語がみられるようになった。しかし発語の内容は反響言語，同語反復であり，意味のある会話としては成立しなかった。また，両手の病的把握もみられた。発症年齢が比較的若いことを併せ，アルツハイマー病（AD）などの後方型認知症よりも前頭側頭型認知症（FTD）の可能性が考えられた。以後は同院外来で定期的にフォローされた。

　66歳時頃より自発性低下，嚥下障害のため，食事に時間を要するようになり，胃瘻を造設された。この時期には，自発的に開眼しているが，刺激に対する言語応答はなかった。また全身の筋緊張亢進，四肢屈曲位の肢位，両上肢ミオクローヌス，両手の病的把握がみられた。

　67歳時，肺炎のために同院に入院。自発語はなく，言語理解は不能であった。嚥下困難，屈曲性拘縮，病的把握を認めた。補液および抗生剤投与を行ったものの，治療に反応せず死亡された。認知症症状が出現してか

らの全経過は約12年であった．画像所見の経過としては，CT，MRIにて両側前頭側頭葉の進行性萎縮がみられた．

■臨床的特徴のまとめ

1) 55歳時に「同じことを繰り返して話す」「家の絵を描けない」という症状で発症
2) 徘徊，せん妄，不眠，多動，介護拒否傾向
3) ところ構わず放尿する，無理に誘導，制止すると暴力をふるうなど，自己中心的な言動が目立った
4) 頭部CT，MRIにて両側前頭側頭葉の進行性萎縮
5) 全経過約12年

■臨床診断

FTD

■病理所見

肉眼所見

固定後の脳重は1080グラムと減少している．外表所見では，両側前頭葉の萎縮を認めるが，ピック病のようなナイフの刃状の萎縮ではない．割面では両側側脳室拡大，線条体の軽度萎縮，海馬～海馬傍回の萎縮（図11-2），黒質の軽度脱色素がみられた．

組織学的所見

大脳では辺縁系（海馬傍回，扁桃体，帯状回），新皮質の広い範囲に皮質型レヴィ小体を認める（図11-3）．αシヌクレイン免疫染色では，皮質型レヴィ小体（図11-4）に加えて，レヴィ関連神経突起（Lewy neurites）もみられる．一方，辺縁系，大脳皮質には神経原線維変化，老人斑がみられる（図11-5）が，典型的なADと比較すると少数である．その他の部位では，尾状核・被殻に神経原線維変化を認めるが，視床には著変ない．

【症例11】 前頭側頭葉の進行性萎縮がみられた67歳男性例　　159

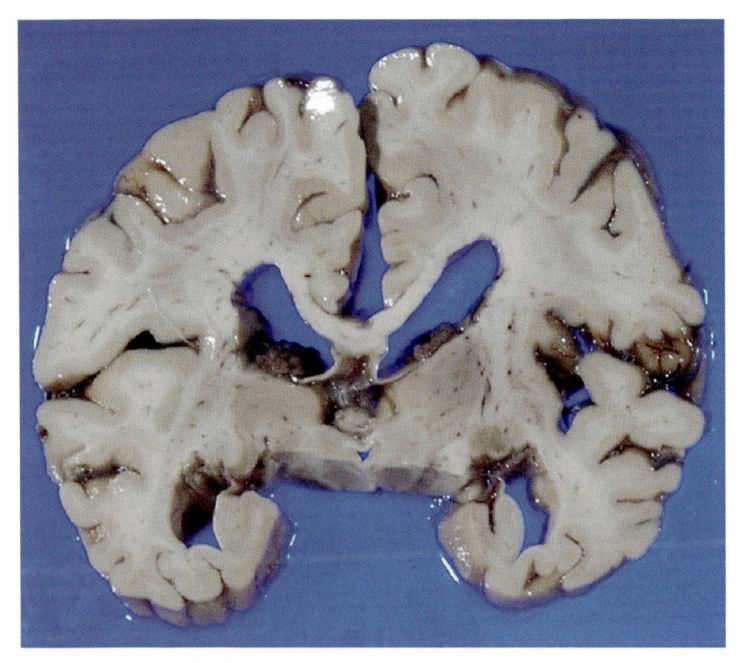

図11-2　肉眼病理所見
海馬を通る冠状断面。側脳室下角の開大がみられる

　脳幹では，黒質で神経細胞脱落，ニューロピルの粗造化とグリオーシス，レヴィ小体，中心灰白質にもレヴィ小体，レヴィ関連神経突起がみられる（図11-6）。橋では青斑の神経細胞脱落とレヴィ小体，また縫線核に神経原線維変化がみられる。延髄では迷走神経背側運動核，網様体に神経突起内のレヴィ小体がみられる。
　病理所見のまとめとしては，①パーキンソン病理（黒質，青斑，迷走神経背側核の変性とレヴィ小体），②大脳皮質のレヴィ小体（αシヌクレイン陽性構造物），③ADの病理所見（大脳皮質の神経原背に変化と老人斑），である。

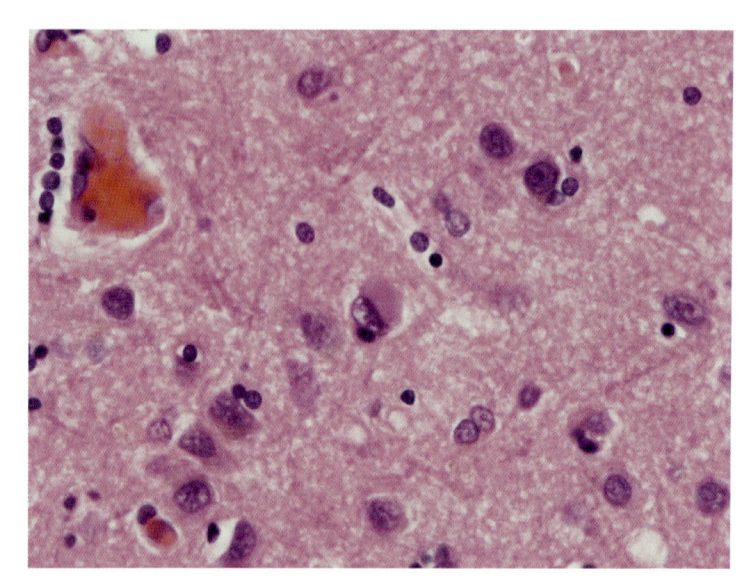

図 11-3　島回の組織病理所見（HE 染色）
皮質型レヴィ小体が観察される（症例 2 も参照されたい）

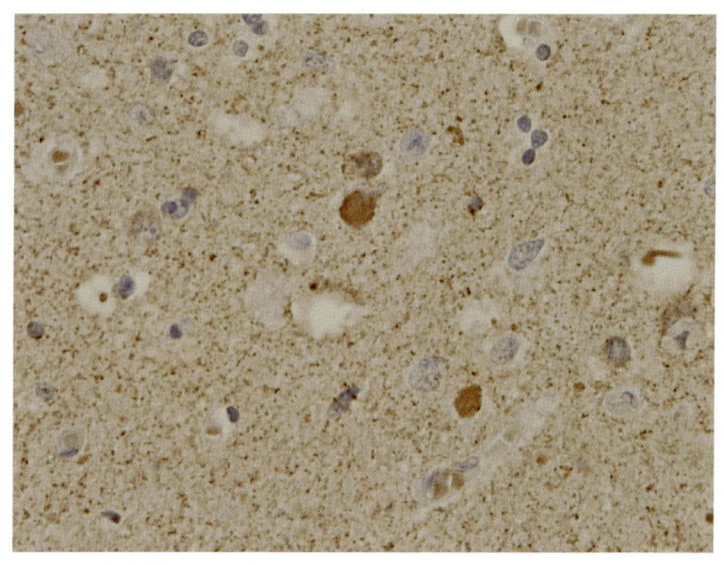

図 11-4　紡錘状回の組織病理所見（αシヌクレイン免疫染色）
αシヌクレイン陽性のレヴィ小体が観察される

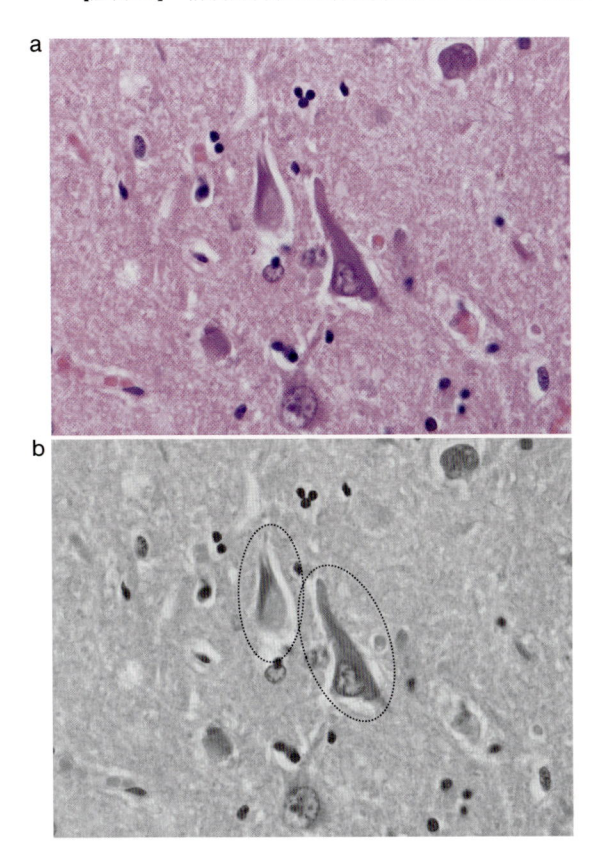

図 11-5　海馬支脚の組織病理所見（HE 染色）
a：神経原線維変化が 2 個観察される
b：破線円内の神経細胞では，核周囲の細胞質に好塩基性（紫色）の神経原線維変化が観察される
（a, b は同一視野，同倍率の写真）

■病理診断

　レヴィ小体型認知症（DLB）（アルツハイマー病理を伴う通常型。レヴィ小体の分布からはびまん性新皮質型）

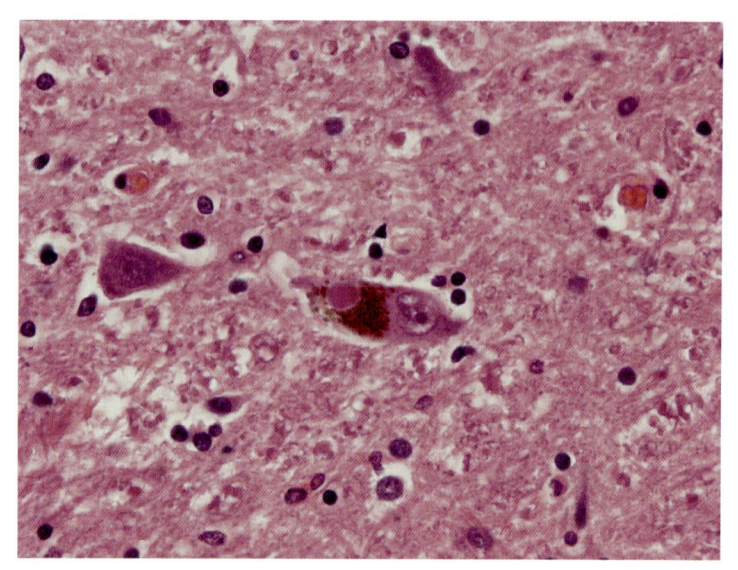

図 11-6　黒質の組織病理所見（HE 染色）
脳幹型レヴィ小体が観察される（症例2も参照されたい）

■症例についてのコメント

　本例は病初期には同じことを繰り返して話す，家の絵を描けない，という AD を示唆する症状の他に，一日中何もせずに酒を飲んでいるという，無為とも考えられる症状がみられ，病中期以降には，反響言語，同語反復，両手の病的把握などの前頭葉症状もみられた。施設や精神科病院での「他患を叩く」「ところ構わずに放尿する」という症状も脱抑制と考えることもできる。さらに頭部 MRI では両側の前頭側頭葉萎縮を認めたことより，臨床的に FTD と診断した。しかし病理学的診断はアルツハイマー病理を伴う DLB（新皮質に多数のレヴィ小体を認めたことより，びまん性新皮質型に該当する）であった。

　本例と同様に，前頭側頭葉萎縮を呈した DLB 症例が2例，本邦で報告されている[1,2]。いずれもパーキンソン症状に加えて，認知症症状が記載

表 11-1　LB の病理所見が DLB の臨床症状に寄与している可能性

	AD 病理		
	Braak stage 0-Ⅱ	Braak stage Ⅲ-Ⅳ	Braak stage Ⅴ-Ⅵ
LB 病理			
脳幹優位型	低	低	低
辺縁系型	高	中等度	低
びまん性新皮質型	高	高	中等度

表の見方　LB 病理が辺縁系型の場合，AD 病理が Braak stage で 0-Ⅱ であれば，臨床症状の発現に LB 病理が寄与している可能性が高く，Braak stage でⅢないしⅣの場合は可能性が中等度，Braak stage でⅤないしⅥの場合は可能性が低い

されているが，臨床診断として前頭側頭葉変性症(FTLD)が挙げられている。しかし，認知症症状の内容は，FTLD の 3 亜型〔FTD，進行性非流暢性失語(PNFA)，意味性認知症(SD)〕に典型的なものではない。本例でも，臨床的には FTD が疑われていたが，報告例と同様に，FTD の初期症状と完全に合致するとはいえず，臨床診断は画像所見に引きずられてしまった感がある。画像検査で前頭側頭葉萎縮を認めても，FTLD としては典型的な初期症状を認めない場合には，背景疾患の 1 つとして DLB を考える必要があることが示唆される。

本例では，びまん性新皮質型の DLB 病理に加えて，アルツハイマー病理も認めた。DLB コンソーシアムの第三次報告[3]では，DLB の臨床症状の発現に対するレヴィ小体(LB)病理およびアルツハイマー病変の寄与につき，表 11-1 のように定めている。本例のようなびまん性新皮質型 DLB の場合，合併するアルツハイマー病理がブラークステージ Braak stage で 0 ないし 4，すなわち辺縁系にとどまる場合には，臨床症状の発現には LB 病理の寄与が大きく，アルツハイマー病変がブラークステージで 5 ないし 6，すなわち新皮質にびまん性の病変を有する場合には，LB 病変とアルツハイマー病変の両者が同程度に寄与している，という可能性を示唆する。

本例の場合，老人斑は新皮質にびまん性にみられたものの，新皮質の神

経原線維変化は少数であった。ブラークステージでは5に該当するが，アルツハイマー病理としては軽度であり，臨床症状の発現にはLB病理が主に寄与しているものと思われる。通常型DLBでは比較的多数の老人斑がみられる症例でも，神経原線維変化は少数にとどまる傾向がある[4]。

[文献]
1) 赤津裕康, 堀　映, 山本孝之, 他：高度な前頭・側頭萎縮を示したLewy小体型認知症の一例. Neuropathology 29(Suppl)：139, 2009
2) 足立　正, 今福一郎, 角田幸雄, 他：純粋自律神経不全症で発症, Parkinson症状と進行性の前頭側頭葉萎縮を示した83歳男性. Brain and Nerve 62：1243-1251, 2010
3) McKeith IG, Dickson DW, Lowe J, et al：Diagnosis and management of dementia with Lewy bodies. Third report of the DLB consortium. Neurology 65：1863-1872, 2005
4) 小阪憲司, 池田　学：レビー小体型認知症の臨床. pp 162-164, 医学書院, 2010

【症例12】
人工硬膜使用歴のある67歳男性例

■臨床経過

　死亡時67歳の右利き男性。最終学歴は大学卒である。

　41歳時，特発性脳内出血のため，A病院脳外科にて左側頭部血腫除去術を受けた。この際に乾燥硬膜（手術記録によるとLyodura®）を使用された。また同院で頭蓋形成術，持続的硬膜外ドレナージを受けた。その後は特に問題なく生活していた。定期的な服薬もしていなかった。

　66歳時，海外渡航中に呂律が回りにくいことを自覚した。帰国後にB病院で頭部MRIを行ったが，異常は指摘されなかった。その後次第に呂律の回りにくさが増悪し，また右手指の動き（特に母指の動き）が悪くなり，字が書きにくくなった。半月後，右上肢の動きが徐々に悪くなってきたため同院の勧めでリハビリテーションを開始したが，改善しなかった。C病院を受診し，呂律の回りにくさを自覚してから約5週間後に入院した。家族歴には特記すべきことはなく，上記の脳出血以外には既往歴にも特記すべきことはない。

　入院時の現症は次の通りである。一般身体所見に異常なし。神経学的には，意識清明であり，時間，場所に関する見当識も正常であったが，HDS-Rは19点と低下していた。構音障害がみられ，発話は非律動的だが，何とか聴き取ることが可能であった。口から唾液を垂らしていることを自覚していなかった。右上下肢にミオクローヌス，両足関節クローヌス，驚愕反応がみられた。感覚系は異常なかった。協調運動は鼻指鼻試験，踵膝試験，反復拮抗運動いずれも右側で拙劣であった。歩行は失調性であり，また右下肢を引きずっていた。

　頭部CTでは頭蓋骨左側，左側頭葉の術後変化，小脳の軽度萎縮がみられた。脳MRIでは拡散強調画像で左側頭葉の周辺（開頭手術を受けた部位），右側頭葉，基底核，視床に高信号が散在していた（図12-1）。SPECT

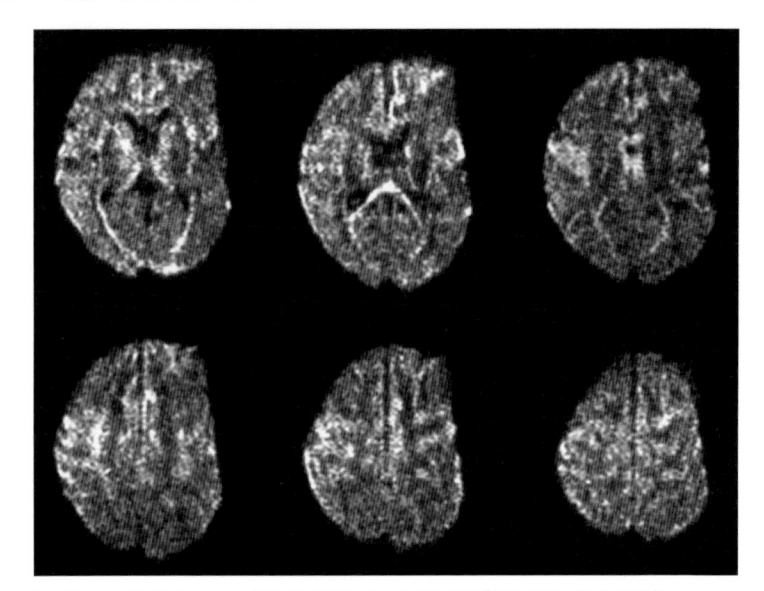

図 12-1　発症約 2 か月後の頭部 MRI 所見(拡散強調画像水平断)

では左側頭葉の高度の取り込み低下，左前頭葉上部，左基底核の取り込み低下がみられた。脳波では，基礎波は 7～8 Hz，周期性同期性放電(PSD)はみられなかったが，左前頭側頭部を焦点としたてんかん波がみられた。髄液 NSE は 21 pg/mL であり正常上限をやや超えていた。14-3-3 タンパクは陰性であった。

　入院後約 3 週間の間に，構音障害の進行により発話内容を聴き取れない状態となり，発語量も減少した。また歩行障害も進行し，何かにつかまらないと歩行できない状態になった。歩幅は開脚位で，左足を前に出し，右足をその後から引きずるようになった。さらにミオクローヌスは右上下肢に加え，左上肢にも出現した。このような病状の悪化にもかかわらず，本人は「状態が良くなった」と考えており，病識欠如あるいは病態失認が疑われた。この時点で臨床的にクロイツフェルト・ヤコブ病(CJD)と診断した。

　家族の強い希望により D 病院へ転院し，ペントサン硫酸脳室内持続投

与のためのカテーテル留置術を受けた．術中に脳の一部を採取し，プリオンタンパクの解析を受けたところ，type 1 の PrP^{Sc} が検出され，CJD の診断が確定した．術後，全身状態が安定した時点で C 病院へ転院．以後は家族の希望により，経鼻胃管からの流動食摂取と投薬のみにて経過観察した．またペントサン硫酸の脳室内持続注入は継続した．

　転院後数か月は四肢のミオクローヌスが頻繁に観察されたが，その後は徐々に減少していた．何度か肺炎を併発したが，抗生剤投与にて軽快していた．画像所見(頭部 CT)の経過として，カテーテル留置後に硬膜下水腫が貯留し徐々に増大したが，大脳の萎縮はほとんど認めなかった．

　その後，急性の呼吸不全により死亡された．全経過 11 か月．

■臨床的特徴のまとめ

1) 41 歳時，脳出血後に人工硬膜を用いた手術を受けた
2) 66 歳時，急速に進行する構音障害，運動失調で発症
3) ミオクローヌス，驚愕反応，病識欠如(病態失認)
4) 約 2 か月で無動性無言
5) 全経過 11 か月

■臨床診断

　CJD：人工硬膜(Lyodura®)移植後

■病理所見

肉眼所見

　固定前の脳重は 950 グラムと減少．左側頭葉にヘモジデリン沈着(陳旧性出血)，右前頭葉に陳旧性硬膜下出血の痕跡，左扁桃体の出血を認めた．大脳皮質の幅は全体に薄く，基底核にも着色がみられた(図 12-2)．

組織学的所見

　大脳白質には異常はみられないが，皮質には高度の神経細胞脱落，海綿

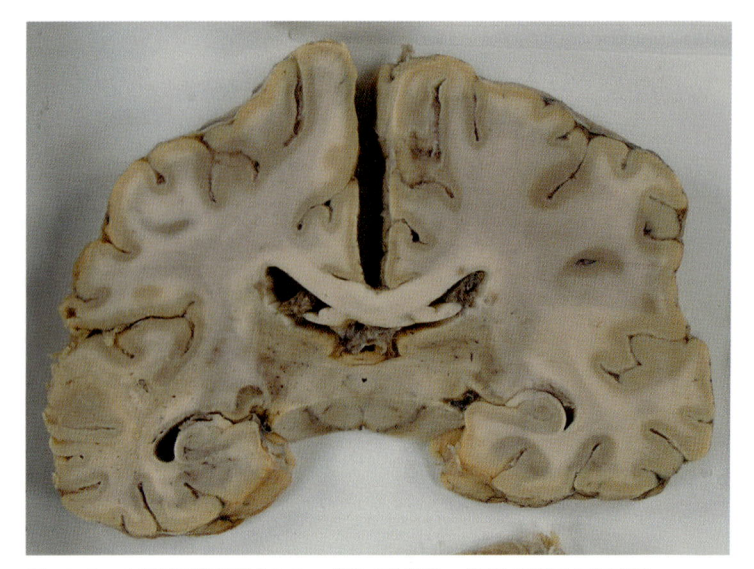

図12-2 肉眼病理所見(ホルマリン固定後,海馬を通る冠状断)
右前頭葉(向かって左側)穹窿部が陥凹し,硬膜下に水腫が貯留していたことを示唆する。両側視床に褐色の着色がみられる。海馬の萎縮はみられない

状変化,アストログリアの増生,毛細血管の増生がみられ,荒廃した状態である(図12-3)。後頭頭頂葉では肥胖型アストログリアの増生が著しい(図12-4)。また腫大した神経細胞が散見される。海馬には異常を認めない(図12-5)。左側頭葉極ではヘモジデリン沈着,アストロサイトの突起の集簇がみられ,陳旧性出血に矛盾しない所見である。線条体では神経細胞脱落,グリオーシス,ニューロピルの粗鬆化,海綿状変化がみられる。視床では,腹外側核は保持されているが,背内側核では変性が強い。小脳では,皮質で顆粒細胞脱落がみられるが,プルキンエ細胞は保持されている。歯状核の神経細胞は保たれている。脳幹では,黒質,青斑,橋底部,上小脳脚に異常を認めない。延髄では外側に微小な膿瘍がみられる。

プリオンタンパクを用いた免疫染色では,大脳皮質,線条体,視床背内側核でびまん性に点状のプリオンタンパク沈着がみられる(シナプス型)(図12-6)。小脳では顆粒細胞層で粗大なパターンの沈着がみられるが,斑

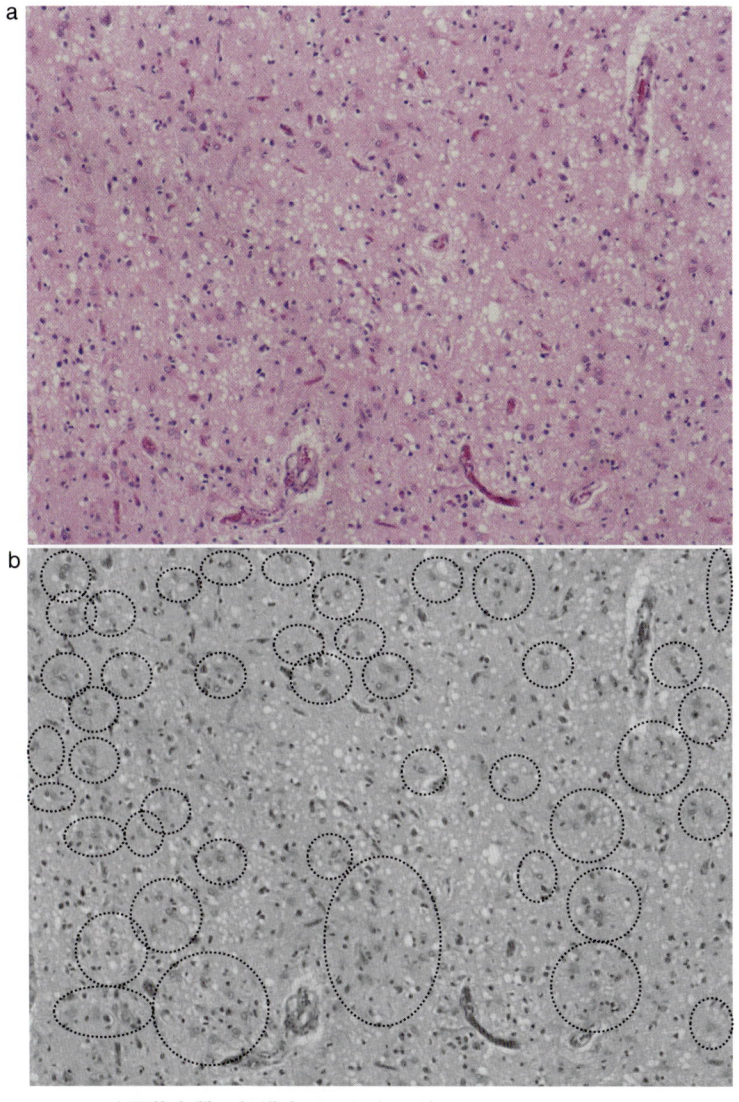

図12-3 前頭葉皮質の組織病理所見(HE染色)
a:神経細胞脱落,海綿状変化,アストロサイトの増生が観察される
b:線維性アストロサイト(破線円内)の増生を示す
(a,bは同一視野,同倍率の写真)

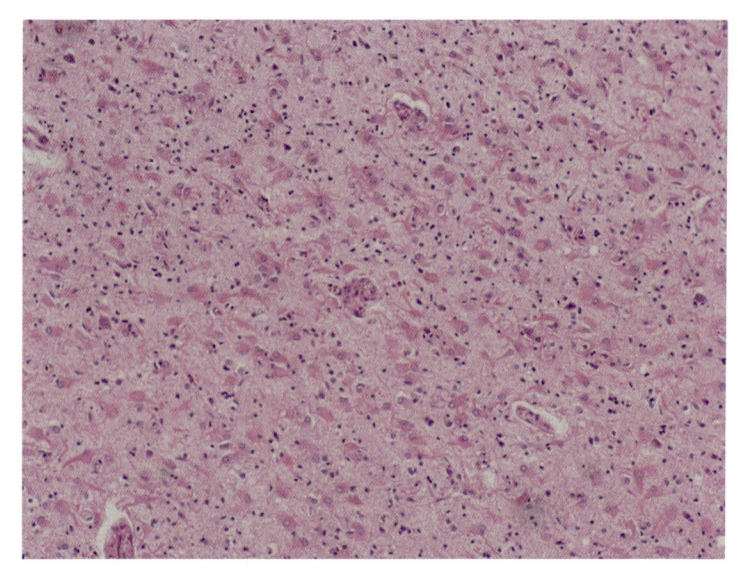

図 12-4　後頭葉皮質の組織病理所見（HE 染色）
神経細胞の高度脱落と肥胖型アストロサイトの増生が観察される

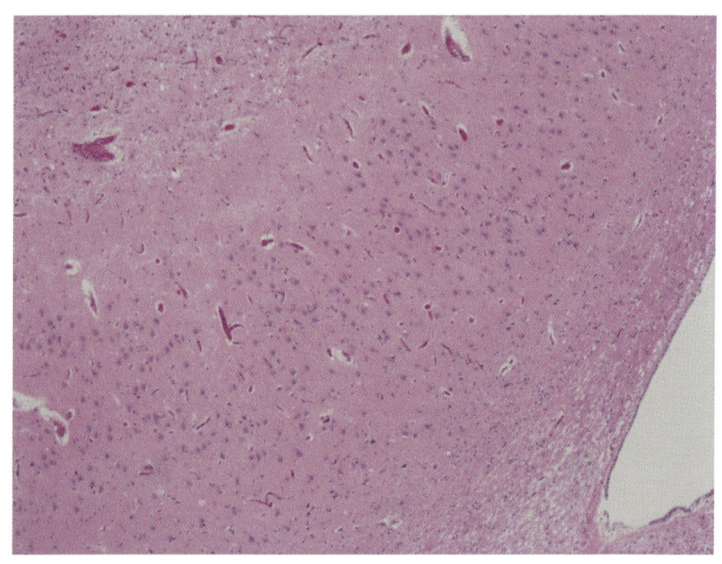

図 12-5　海馬 CA1 領域の組織病理所見（HE 染色）
神経細胞はほぼ正常に保持されている

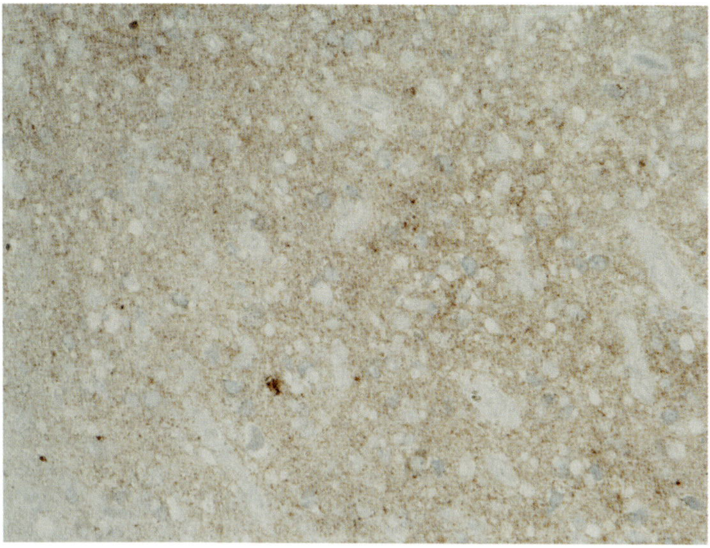

【症例12】 人工硬膜使用歴のある67歳男性例　171

図12-6　側頭葉皮質の組織病理所見（プリオンタンパク免疫染色）
無数のドット状（シナプス型）プリオンタンパクの沈着（茶色）が観察される

状（プラーク型）の沈着はみられない。

　プリオンタンパク沈着を含めて，病変の程度に明らかな左右差はみられなかった。

　凍結脳組織を用いたウエスタンブロットでは1型の異常プリオンタンパクが検出された。異常プリオンタンパク蓄積の程度には，ペントサン硫酸を持続投与された右半球と，投与されていない左半球とでは，明らかな差はみられなかった。

■病理診断

　CJD（人工硬膜移植後）

■症例についてのコメント

　本例では硬膜移植の25年後に発症したCJD症例である。発症約3か月

後より脳室内ペントサン硫酸持続投与による治療を行ったが，臨床症状の改善は得られず，病理組織所見でも，異常プリオンタンパクの沈着の程度についても，明らかな左右半球間の差はみられず，治療効果があったとは考え難かった．本邦では脳室内持続ペントサン硫酸投与を施行され剖検に至ったCJD症例についての報告が2例あるが[1,2]，いずれの症例でも臨床病理学的に治療効果は得られておらず，臨床症状が出現した時点で治療を開始しても，すでに不可逆的な変性が進行しているものと思われる．

脳外科手術で死体由来の人工硬膜移植を使用した既往があるCJD症例が，本邦では1991年に最初に報告され，その後2006年3月までに122例に達した[3]．全世界でも合計191例であったことから，圧倒的に本邦に多いことがわかる(1970〜2003年に英国内で発症した硬膜移植後CJDは8例のみ)．硬膜移植を受けた時期は1979〜1991年であり，特に1983〜1987年が多い．外科手術とCJD発症の間の期間は16か月〜23年であり，3〜15年の間隔を経て発症した症例が多い．本例は25年の間隔があり最長に近い．

[文献]
1) 石津暢隆，崎山快夫，齊藤祐子，他：ペントサンポリサルフェート脳室内持続投与中に死亡した，クロイツフェルト・ヤコブ病(CJD)の一剖検例．Neuropathology 27(Suppl)：151, 2007
2) 寺田達弘，小尾智一，杉浦　明，他：ペントサン治療後のCreutzfeldt-Jakob病(CJD)の一例．Neuropathology 27(Suppl)：151, 2007
3) 佐藤　猛，増田眞之，山田正仁：硬膜移植後CJDの特徴．Clinical Neuroscience 24：291-294, 2006

コラム　急速に進行した認知症症例の臨床病理学的検討（Josephsらの報告）

4年以内という短期間で死に至った認知症症例の後方視的な臨床病理学的検討．発症は患者家族が神経症候に気づいた月と定義されている．臨床症状

として，REM睡眠障害，症状の高度な変動性，パーキンソニズム（2年以上持続する振戦，寡動，筋強剛，姿勢反射障害），幻覚，妄想，運動ニューロン疾患の有無について評価された。22例が検討の対象となり，病理診断の内訳はCJDが8例，以下FTLD-MND 5例，タウオパチー4例〔進行性核上性麻痺（PSP）と大脳皮質基底核変性症（CBD）が各2例〕，レヴィ小体型認知症（DLB）3例，アルツハイマー病（AD）2例であった。また発症から初回評価までの期間は平均7か月半であった。発症年齢は33〜85歳，DLB症例の中央値が81歳と最も高くFTLD-MND症例の中央値が50歳と最も低かった。罹病期間はCJD症例が全例12か月以内であったのに対し，CJD以外の症例は全例12か月以上であった。

　CJD以外の症例では，アルツハイマー病理，血管性病変，アミロイドアンギオパチー，嗜銀顆粒性認知症など，二次的な病理所見を伴っていた。またDLB症例以外ではレヴィ小体を認めた症例はなく，FTLD-MND症例以外にはTDP-43病理を認めた症例はなかった。

　疾患別の特徴としては，DLBの3例全例で，認知症症状が出現する約2年前に，一過性に急性の錯乱状態がみられていた。

　臨床症状については，パーキンソニズムは15例（DLB 3例，タウオパチー4例を含む）で，視覚性幻覚および妄想は6例（DLB，CJD，ADが各2例）で，症状の高度の変動性（時間の単位で変動）はDLB 2例，AD 1例で，運動ニューロン疾患は3例（CJD 1例，FTLD-MND 2例）で，REM睡眠障害は3例（DLB 1例，AD 2例）で，それぞれみられたが，いずれの項目も病理診断との相関はみられなかった。一方で，ミオクローヌスがみられたのはCJD 6例のみであった。

　結論として，全経過12か月以内の急速進行性の認知症症例ではCJDが強く疑われるが，その他のFTLD-MND，タウオパチー，DLB，ADでも急速に進行する場合があり，原疾患以外の病理変化が修飾している可能性も考えられる。

［文献］
Josephs KA, Ahskog JE, Parisi JE, et al : Rapidly progressive neurodegenerative dementia. Arch Neurol 66 : 201-207, 2009

コラム　CJD の MRI 拡散強調画像で高信号を呈する病理学的背景（Geschwind らの報告）

　剖検の 15 日前に拡散強調画像を含む MRI が施行された孤発性 CJD 症例を対象に，画像で高信号病変を呈した部位について組織学的に検討された。その結果，空胞変性（海綿状変化）とプリオンタンパク沈着の程度が同程度に高信号病変の程度と相関し，反応性グリオーシスの程度との相関は，それよりも低かった。高信号病変を示した部位は，臨床症状とも対応していたことから，空胞変性，プリオンタンパク沈着と，臨床症状の間にも相関があることが示唆される。

［文献］
Geschwind MD, Potter CA, Sattavat M, et al：Correlating DWI MRI with pathologic and other features of Jakob-Creutzfeldt disease. Alzheimer Dis Assoc Disord 23：82-87, 2009

【症例13】
前方型・後方型の区別が困難な認知症症状がみられた54歳女性例

■臨床経過

　死亡時54歳の右利き女性。最終学歴は高校卒である。家族歴に特記すべきことはない。41歳時より，時計の時刻を読み間違える，という症状が出現した。1か月後に近医で頭部CT，MRIを受けたが，異常は指摘されなかった。その後，買い物の際に計算を間違える，母が頼んだものとは別の自分が欲しいものを買って帰る，という症状も出現した。また，それまでは気が強く，真面目な性格であったが，何を尋ねても「はいはい」と返答するようになった。このためA病院を受診し，精査加療目的で入院した。

　入院時の現症は次の通りである。一般身体所見には異常を認めなかった。神経学的には，本人に病識がなく，また何を尋ねても，笑いながら「わかりません」と答えるなど，当意即答の傾向があり，軽薄な性格という印象を受けた。自伝的記憶は比較的保持されていたが，神経心理学的検査では，三宅式記銘検査で有関係対語3-4-5，無関係対語0-0-0，仮名拾いテストは0/61，ウィスコンシンカードソーティングテスト(WCST)は達成カテゴリー数0であり，記銘力低下・全般的認知機能低下・前頭葉機能低下がみられた。HDS-Rは22/30，WAIS-RはVIQ 68，PIQ 48，IQ 55といずれも低下していた。ことわざの理解も不良であり，字義通りに解釈する傾向がみられた。その他に，両上肢の筋緊張亢進(歯車様筋強剛)もみられた。

　画像所見として，CT，MRIでは前頭骨の肥厚，脳室拡大，脳梁菲薄化，側脳室前角・後角周囲にT2高信号がみられた(図13-1)。SPECTでは異常所見はなかった。

　前頭葉機能低下がみられたものの，時計を読めないという症状，計算障

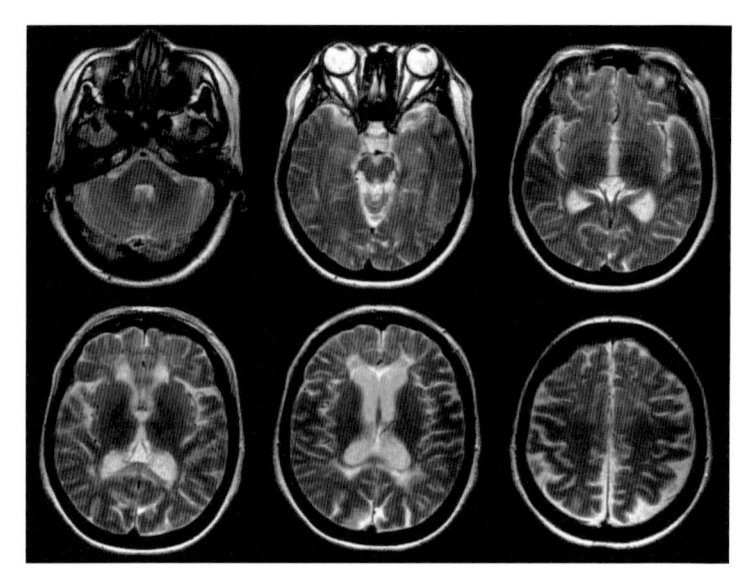

図13-1 発症約半年後の頭部MRI所見(T2強調画像水平断)

害，記銘力低下がみられたことより，若年発症の認知症〔アルツハイマー病(AD)疑い〕と診断し，外来で定期的に経過観察されていた。発症約4年後より歩行が困難となり，また以前よりもさらに多幸的となった。半年後より四肢の筋強剛が進行した。発症約5年半後の時点で，自発話はほとんどなく，認知機能は評価不能(高度の認知症)。また四肢の筋緊張亢進(痙性筋強剛)および筋力低下，筋萎縮がみられた。自力歩行は不可能で移動時には車椅子を使用していた。

その後は誤嚥性肺炎，食事摂取困難，栄養状態悪化のため胃瘻を造設した。在宅療養を行っていたが，尿路感染症，肺炎を繰り返し，何度か入院治療を受けた。画像所見の経過として，大脳白質のT2高信号の拡大，脳幹の萎縮が徐々に進行した(図13-2)。

発症約13年後，急性の呼吸不全のため死亡された。

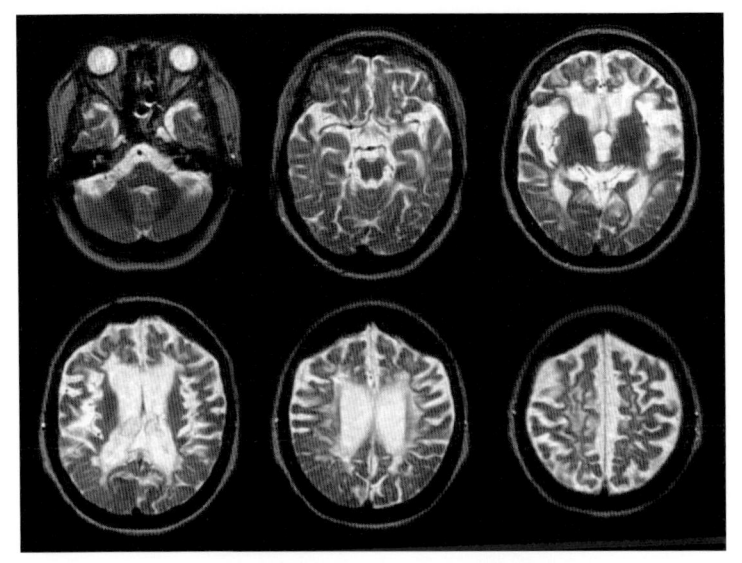

図 13-2　発症約 6 年後の頭部 MRI 所見(T2 強調画像水平断)

■臨床的特徴のまとめ

1) 41 歳時，時計の時刻を読み間違える，計算を間違える，性格が変わった，という症状で発症
2) 記銘力低下，前頭葉機能低下がみられた
3) 頭部 MRI にて大脳白質の異常信号
4) 全経過約 13 年

■臨床診断

病初期に視空間認知障害(時計が読めない)，計算障害など頭頂葉機能低下を示唆する症状がみられたこと，記銘力低下がみられたことから，AD の可能性が考えられたが，病後期の MRI 所見(図 13-2)からは，大脳白質が一次的に障害されるような代謝性疾患の可能性も考えられた。

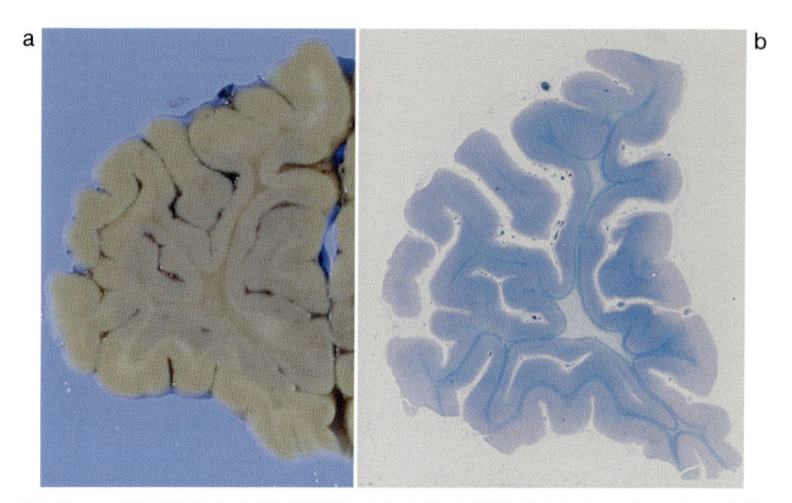

図 13-3 前頭葉前方を通る断面での肉眼病理所見(a)とセミマクロ所見(KB 染色)(b)
皮質には異常はみられないが，白質は肉眼的にも明らかに萎縮し，髄鞘染色性が高度に低下している。皮質直下の U fiber は保持されている

■病理所見

肉眼所見

　脳重は固定後で 910 グラムと減少している。脳は全体的に小さい。動脈硬化性変化は軽度である。割面では大脳半球白質の白色調が消失し，褐色調である。白質の容積も小さくなっている(図 13-3a)。皮質直下の U fiber は全体的に保たれている。脳梁は膝から膨大まで全長にわたり薄いが，脳弓の容積は保たれている。中脳割面では大脳脚，橋割面では底部が，それぞれ小さく見える。小脳白質は保たれている。

組織学的所見

　大脳皮質には変性所見はみられない。白質は大脳全体で髄鞘，軸索ともに脱落している(図 13-3b)。線維性グリオーシスがみられる部位もある(図 13-4)が，深部白質では組織がほとんど残存していないほど高度な病変で

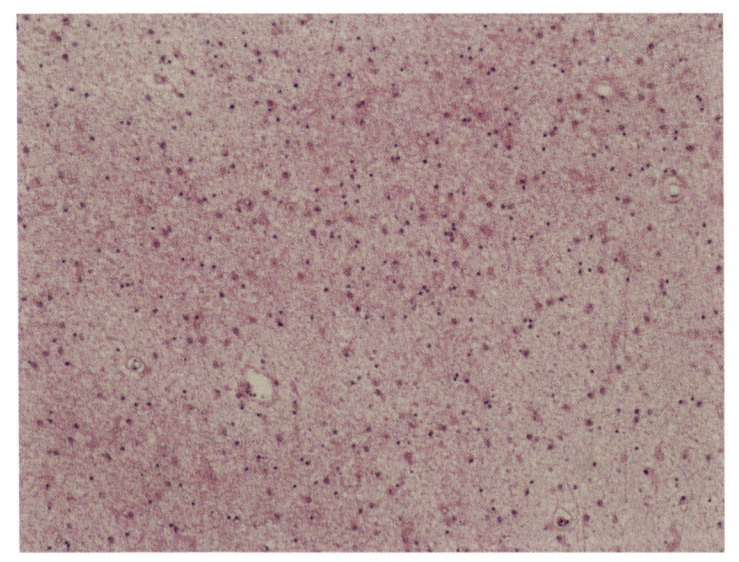

【症例13】 前方型・後方型の区別が困難な認知症症状がみられた54歳女性例　179

図13-4　大脳白質の組織病理所見（HE染色）
高度のグリオーシスが観察される（症例5の所見も参照されたい）

ある。皮質直下のU fiberは保たれている。病変内には残存する軸索の腫大やスフェロイド（spheroid）を認める（図13-5）。また少数ではあるがマクロファージもみられる。血管周囲のリンパ球浸潤，多核の大型マクロファージ（globoid cell），ローゼンタール線維（Rosenthal fiber）はみられない。後頭葉の一部では肥胖型アストロサイトとマクロファージが多数みられる。

　基底核にはほとんど異常を認めない。視床では，外側膝状体の割面で背内側核に明らかな神経細胞脱落とグリオーシスがみられる。腹外側核では一部に髄鞘染色性低下と多数のスフェロイドがみられる。海馬・扁桃体には異常はみられない。脳梁は全長にわたり，高度の髄鞘染色性低下と軸索脱落，線維性グリオーシスがみられる。脳弓・視索・前交連には異常はみられない。

　小脳では，歯状核の神経細胞は持たれているが，少数のスフェロイドが

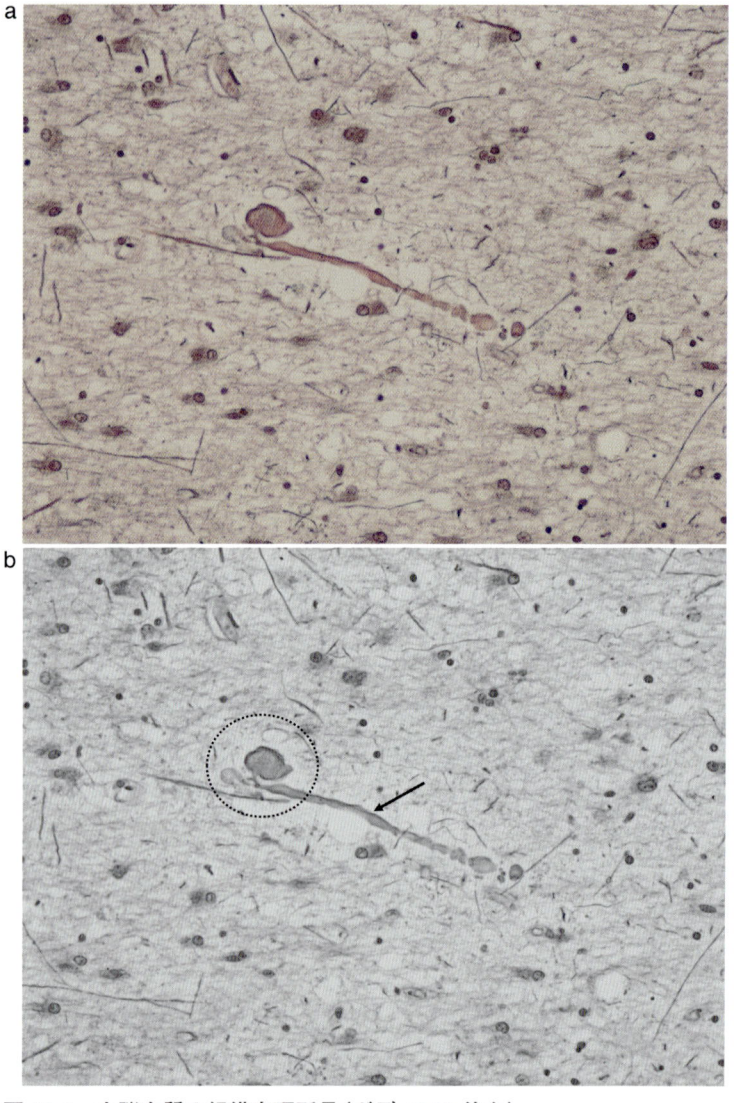

図 13-5 大脳白質の組織病理所見（ボディアン染色）
a：スフェロイド，軸索の腫大が観察される。また軸索の密度が減少している
b：スフェロイド（破線円内），軸索の腫大（矢印）を示す
（a，b は同一視野，同倍率の写真）

みられる。皮質では三層構造は保たれ，プルキンエ細胞もおおむね保たれている。

　中脳黒質の神経細胞は保たれている。大脳脚では中央1/3で髄鞘染色性が低下している。橋では青斑の神経細胞は保たれている。底部では縦走線維の髄鞘染色性が低下しているが，ボディアン染色では軸索は残存している。HE染色では少数のマクロファージを認める。横走線維，小脳脚，橋核の神経細胞は保たれている。延髄では舌下神経核，迷走神経背側核の神経細胞は保たれている。下オリーブ核にも異常はみられない。延髄錐体は両側で髄鞘染色性が低下し，ボディアン染色では小径有髄線維の脱落を認める。

　脊髄では前角・側角・クラーク柱の神経細胞は保たれているが，少数のスフェロイドがみられる。側索では髄鞘の染色性が低下し，ボディアン染色では小径有髄線維の脱落を認める。

■病理診断

　成人発症白質ジストロフィー(軸索スフェロイドを伴う)

■症例についてのコメント

　本例は41歳時に時計を読めないという視覚症状，性格変化で発症しており，約5年半で無動性無言に至る進行性の経過を示した。臨床的には若年発症の認知症で，後方型認知症の要素(時計を読めない，計算障害)と前方型認知症の要素(性格変化)がともにみられたため，診断に苦慮した。病理学的には大脳全体で白質の病変(髄鞘の崩壊，軸索の消失，スフェロイド)を認め，また脳幹・脊髄でも皮質脊髄路の病変(小径有髄線維の脱落)を認めたが，大脳皮質の異常はみられず，成人発症の白質ジストロフィーというカテゴリーに属するものと思われる。

　白質ジストロフィーにみられる精神症状については，シャピーロ Shapiro ら[1]が晩期発症異染性白質ジストロフィーにみられる認知症の特徴を報告している。それによれば，注意障害，脱抑制，判断力低下，反社会的

行動，視空間認知機能低下，記憶障害が特徴とされている。これらは前方型認知症，後方型認知症の両者の症状を含んでいる。また，本例の病理診断に相当する成人発症型の神経軸索スフェロイド(neuroaxonal spheroids)を伴う白質ジストロフィーでは進行性の認知機能障害，行動異常がみられるとされているが，フリーマン Freeman ら[2]が報告した 4 例中，1 例では見当識障害，無為，記憶障害，視空間機能障害，気分の変動性，皮質盲，1 例では発話障害，記憶障害，1 例では性格変化，注意障害，集中力低下，視空間認知障害がみられた，とされている。これらはいずれも前方型認知症，後方型認知症の要素を含んでいる。その他，認知症の症状が記載されている成人発症の白質ジストロフィーの報告例[3-6]でも，前方型認知症と後方型認知症の要素が共存しているものが多い。

　65 歳以下で発症する「早期発症」の認知症では，AD，前頭側頭葉変性症(FTLD)などの変性疾患，あるいは脳血管性認知症が多く，代謝性疾患の頻度については報告されていない[7-11]。しかし 45 歳以下で発症する「若年発症」の認知症の原因疾患として，ケリー Kelley ら[12]の報告によれば，代謝性疾患は前頭側頭型認知症(FTD)，多発性硬化症(MS)に次いで 3 番目に多い(235 例中 15 例)とされている。したがって，本例のように前方型認知症と後方型認知症の症状を併せ持ち，脳梁を含む大脳白質の異常信号を MRI で認める若年発症の認知症症例では，鑑別診断として白質ジストロフィーなどの代謝性疾患を念頭に精査を進める必要があると考えられる。コジアン Kozian ら[3]が報告した 39 歳女性例では，進行性の認知機能低下，発症早期からの病識欠如，脱抑制的言動，迂言などの症状がみられ，FTD と診断されていたが，アリルスルファターゼ A 酵素活性が低下していることから異染性白質ジストロフィーと診断確定した。MRI で脳室周囲に T2 および FLAIR 高信号所見がみられたことが診断の糸口となっている。

[文献]
1) Shapiro EG, Lockman LA, Knopman D, et al : Characteristic of the dementia in late-onset metachromatic leukodystrophy. Neurology 44 : 662-665, 1994
2) Freeman SH, Hyman BT, Sims KB, et al : Adult onset leukodystrophy with neuroaxonal spheroids : clinical, neuroimaging and neuropathological observations. Brain Pathol 19 : 39-47, 2009
3) Kozian R, Sieber N, Thiergart S : Frontotemporale Demenz bei metachromatischer Leukodystrophie. Fortschr Neurol Psychiat 75 : 541-551, 2007
4) Terada S, Ishizu H, Yokota O, et al : An autopsy case of hereditary diffuse leukoencephalopathy with spheroids, clinically suspected of Alzheimer's disease. Acta Neuropathol 108 : 538-545, 2004
5) Mascalchi M, Gavazzi C, Morbin M, et al : CT and MR imaging of neuroaxonal leukodystrophy presenting as early-onset frontal dementia. Am J Neuroraiol 27 : 1037-1039, 2006
6) Yamashita M, Yamamoto T : Neuroaxonal leukoencephalopathy with axonal spheroids. Eur Neurol 48 : 20-25, 2002
7) Harvey RJ, Skelton-Robinson M, Rossor MN : The prevalence and causes of dementia in people under the age of 65 years. J Neurol Neurosurg Psychiatry 74 : 1206-1209, 2003
8) Panegyres PK, Davies SR, Connor CF : Early-onset dementia. Med J Aust 173 : 279-280, 2000
9) Shinagawa S, Ikeda M, Toyota Y, et al : Frequency and clinical characteristics of early-onset dementia in consecutive patients in a memory clinic. Dement Geriatr Cogn Disord 24 : 42-47, 2007
10) Fujihara S, Brucki SM, Rocha MS, et al : Prevalence of presenile dementia in a tertiary outpatient clinic. Arq Neuropsiquiatr 62 : 592-595, 2004
11) McMurtray A, Clark DG, Christine D, et al : Early-onset dementia : frequency and causes compared to late-onset dementia. Dement Geriatr Cogn Disord 21 : 59-64, 2006
12) Kelley BJ, Boeve BF, Josephs KA : Young-onset dementia. Demographic and etiological characteristics of 235 patients. Arch Neurol 65 : 1502-1508, 2008

【症例 14】
発症早期に書字障害がみられた運動ニューロン疾患の 75 歳女性例

■臨床経過

　死亡時 75 歳の女性。右利き。最終学歴は高等学校卒。受診の半年前より日付を勘違いするようになり，前年まで覚えていた子どもの誕生日も忘れた。またトランプで札を引く順番を無視して何回も札を引き続けるなどの異常行動も出現した。その後，呂律が回らない，話すのに時間がかかるという症状も出現，進行したため A 病院を受診し入院した。既往歴に左乳癌切除，家族歴は特記すべきことなし。

　入院時の神経学的所見として，軟口蓋反射の低下，発話障害，両下肢の痙性，四肢腱反射，下顎反射亢進，両手の病的把握と病的反射がみられた。高次脳機能では，HDS-R で 23 点，減点の多くは語想起障害によるものであった。FAB では 7 点と低下，WAIS-R の推定値は 83。言語機能については，物品呼称，聴理解，復唱が正常であったことより，失語はないものと考えたが，特徴的な書字障害がみられた。また，発話の特徴は，開鼻声，発話速度の低下，抑揚の消失を特徴とする構音障害が主体であり，舌の運動性が保たれ，舌萎縮や線維束性収縮はみられなかったことを併せて，偽性球麻痺と考えた。失行，失認はみられなかった。針筋電図では舌，横隔膜，下肢で神経原性変化を認めた。

　書字障害の特徴は，単語の書き取りは正確で字画の乱れもないが，文の書き取りでは助詞を中心とした仮名の脱落が目立ち，一部漢字の脱落もみられる，というものであった（図 14-1）。しかし書き取りでは誤りの目立った文を正確に模写することが可能であった。

　画像所見として，発症半年後の MRI 所見では両側側頭葉前方部と前頭葉穹窿部に萎縮がみられた（図 14-2）。同時期の SPECT では左にやや優位に，両側前頭側頭葉での取り込み低下を認めた（図 14-3）。

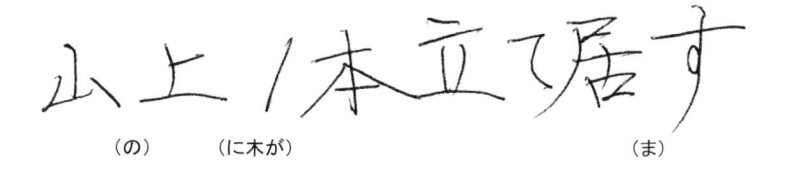

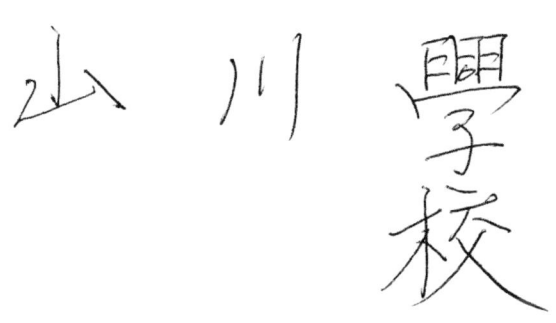

【症例14】 発症早期に書字障害がみられた運動ニューロン疾患の75歳女性例　　185

山上 / 本立て居す
（の）　（に木が）　　　　　　（ま）

山　川　學
　　　　　校

図 14-1　症例の自筆書字サンプル

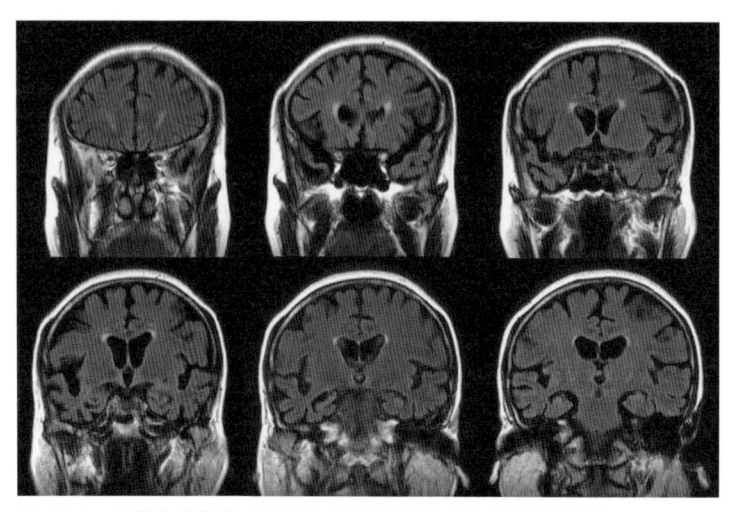

図 14-2　発症約半年後の頭部 MRI 所見（FLAIR 画像冠状断）

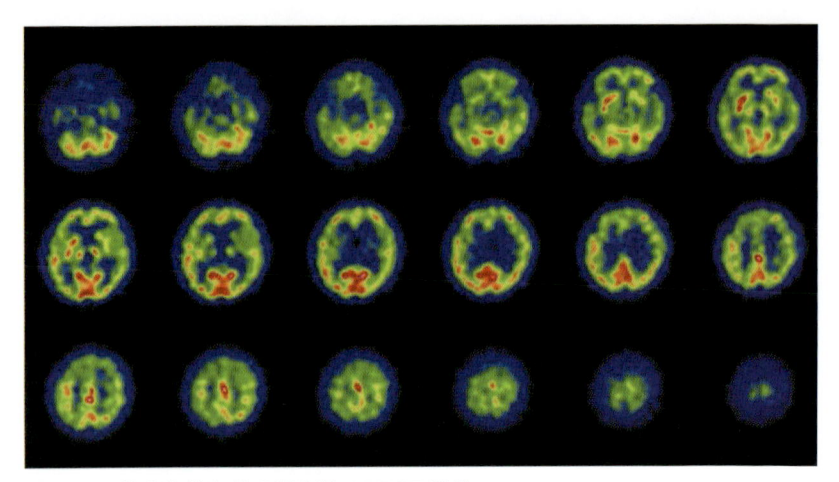

図14-3　発症約半年後の脳血流SPECT所見

　発症7か月後に発話障害が，9か月後には歩行障害が増悪し，11か月後には経口摂取困難となった。12か月後には終日臥床状態となり胃瘻を造設したが，18か月後に急性呼吸不全のため死亡された。
　発症8〜10か月後の書字では，仮名の脱落に加えて，誤字，保続，字の過剰などがみられた。この後は筆記具を保持することができず，書字は不可能であった。

■臨床的特徴のまとめ

1) 75歳時，発話障害，異常行動で発症
2) 運動ニューロン疾患，認知症（前頭葉型）がみられた
3) 書字障害（助詞の脱落が主体）がみられた
4) 全経過約1年半

■臨床診断

　認知症を伴う運動ニューロン疾患

■病理所見

肉眼所見

　固定後の脳重量は1020グラムと減少している。外表では前頭葉が軽度に萎縮しているのみ。割面では側頭葉極が萎縮している。大脳ではその他に異常はみられない。脳幹では黒質の前後幅が狭い。青斑の着色は良好である。延髄錐体の色調は正常であり膨らみも保たれている。

組織学的所見

　脊髄側索では大径有髄線維が高度に脱落し，多数のマクロファージが出現している。腰髄・頸髄前角の神経細胞は高度に脱落し，ニューロピルは粗糙化している。残存神経細胞の多くにブニナ小体がみられる。仙髄オヌフ核でニューロン数は保たれているが，ブニナ小体あるいは円形の封入体を含むニューロンが少数認められる。

　延髄では錐体の髄鞘染色性が低下し，ボディアン染色では有髄線維が高度に脱落している。舌下神経核および疑核の神経細胞は保たれているが，残存神経細胞内にブニナ小体がみられる（図14-4）。橋底部では縦走線維の髄鞘染色性が低下し，大径有髄線維が脱落している。青斑，外転神経核の神経細胞は保たれている。中脳では動眼神経核，Edinger-Westphal核は保たれている。黒質では神経細胞が脱落しメラニンが遊出しているがレヴィ小体はみられない。

　中心前回ではベッツ細胞がほぼ完全に脱落し，その部分にマクロファージが集簇している所見が多数みられる（図14-5）。皮質表層には海綿状変化がみられる。白質ではマクロファージが多数観察される。左中前頭回後部でも中心前回同様に，皮質表層に海綿状変化，皮質下白質にはマクロファージがみられる。隣接する上および下前頭回でも皮質表層に軽度の海綿状変化がみられるが，その程度は中前頭回よりもはるかに軽い。また皮質下白質にはマクロファージはみられない。側頭葉極では外側皮質に比較して内側皮質の変性が強く，認知症を伴う筋萎縮性側索硬化症（ALS-D）

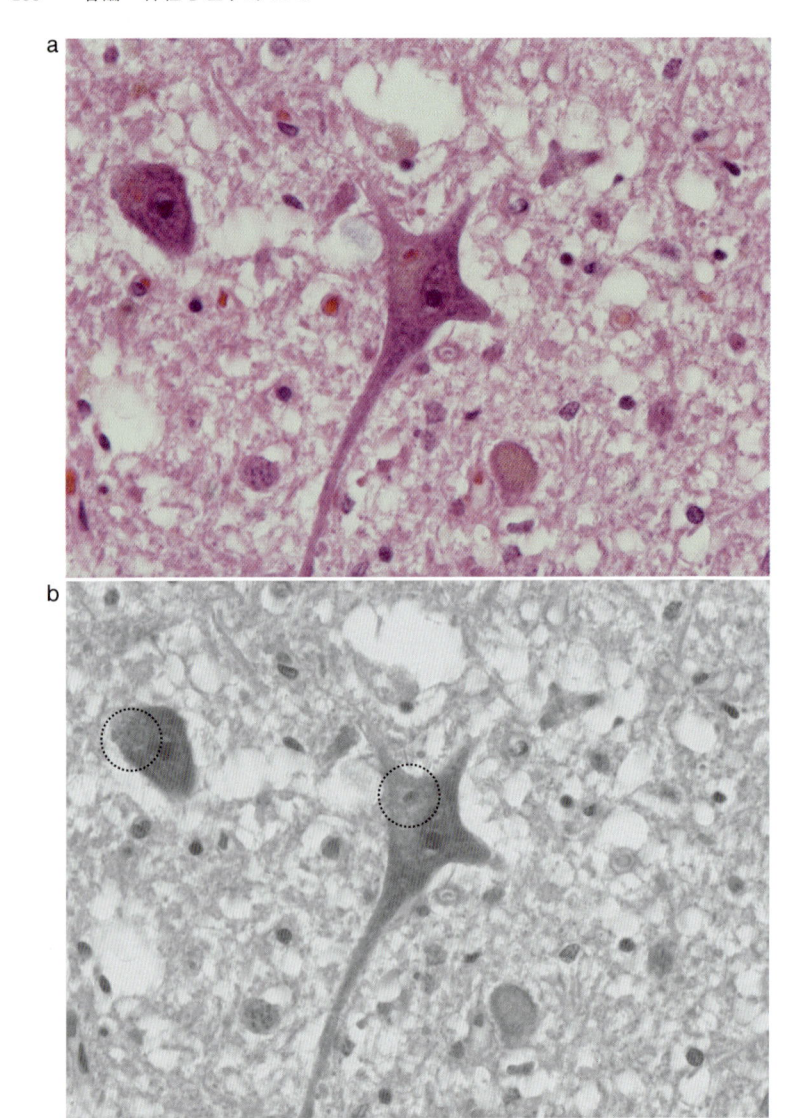

図14-4 舌下神経核の組織病理所見（HE染色）
a：残存した神経細胞にブニナ小体が観察される
b：破線円内にブニナ小体が観察される
（a, bは同一視野，同倍率の写真）

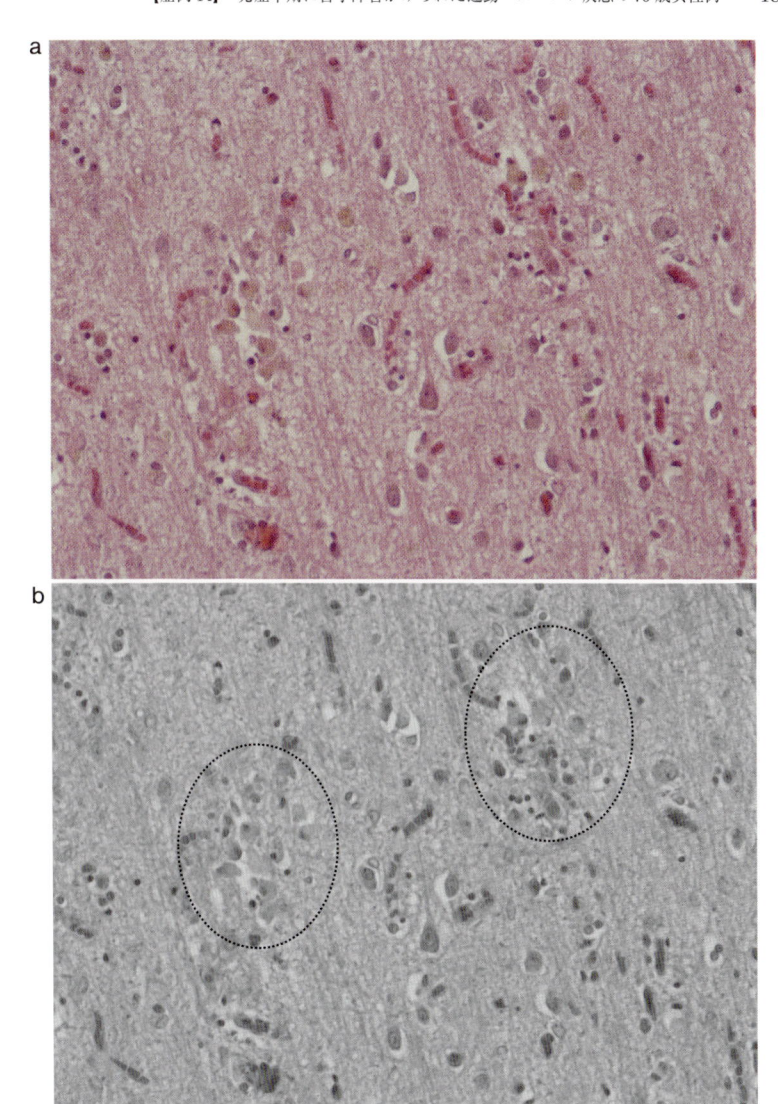

図14-5 中心前回の組織病理所見(HE染色)
a:ベッツ細胞が脱落したことを示すマクロファージの集簇が観察される
b:破線円内にマクロファージの集簇が観察される
(a,bは同一視野,同倍率の写真)

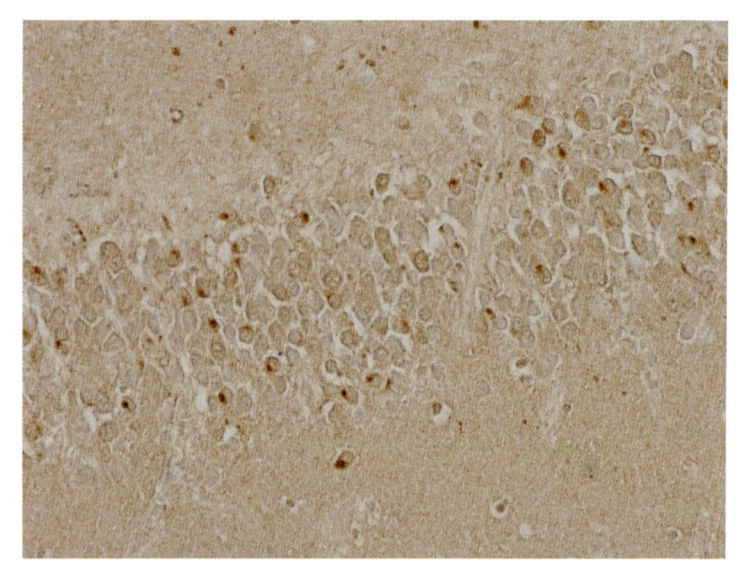

図14-6　海馬歯状回の組織病理所見（ユビキチン免疫染色）
ユビキチン陽性の神経細胞質内封入体が観察される

に一致した所見である．海馬足の割面では，海馬CA1から支脚への移行部で少数の変性ニューロンと軽度のグリオーシスがみられ，これもALS-Dに一致した所見である．海馬から海馬傍回での老人性変化（神経原線維変化や老人斑）はみられない．扁桃体でも神経細胞は保たれている．頭頂葉，後頭葉には異常はみられない．

　免疫染色では，前頭葉（中心前回を含む），海馬歯状回の神経細胞内にリン酸化TDP-43陽性，ユビキチン陽性の封入体がみられる（図14-6，7）．左前頭葉における封入体の分布は，中心前回と中前頭回には比較的多く，上前頭回ではそれよりも少なく，下前頭回ではごく少数である．これは皮質表層の海綿状変化，皮質下白質のマクロファージ浸潤の程度と同様の傾向を示している．

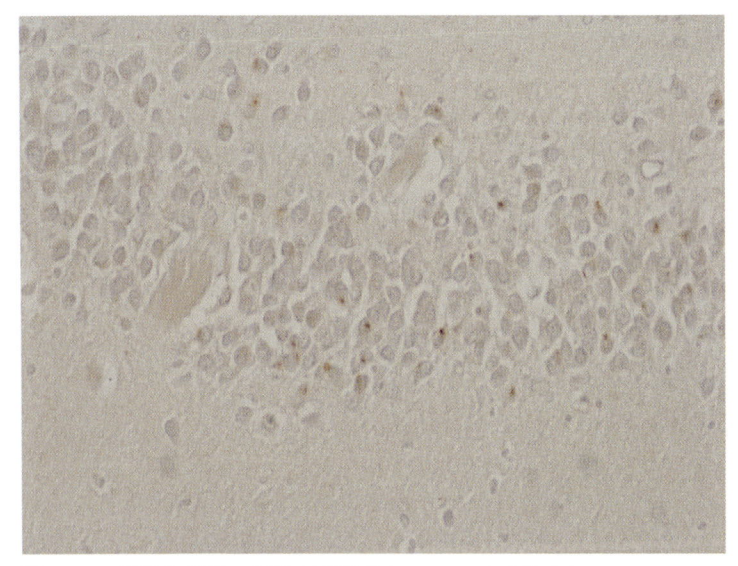

図 14-7　海馬歯状回の組織病理所見（TDP-43 免疫染色）
TDP-43 陽性の神経細胞質内封入体が観察される

■病理診断

ALS-D（FTLD-TDP）

■症例についてのコメント

　本例では病初期に特徴的な書字障害がみられた．また，病理学的には左中前頭回後部，中心前回にアクセントを持つ病変分布がみられた．これらの所見について，臨床病理学的な考察を試みると次のようになる．

　左中前頭回後部（エクスナー Exner の書字中枢と呼ばれる）病変による書字障害については，血管障害，腫瘍などによる限局性病変による純粋失書の症例が少数ながら報告されている[1-7]．この中で，日本人症例では仮名の脱落，錯書が主体であることが示されている[5-7]．

　ALS-D にみられる書字障害については，認知症を伴う運動ニューロ

疾患の1例で，脱字を主とする書字障害を認めたことが報告されている[8]。また ALS-D で発症早期に字の変形，脱落がみられることも報告されている[9]。

　本例で仮名の脱落を主体とする書字障害がみられた点については，Exner 中枢損傷時の症状と類似しており，ALS-D の早期にみられる症状とも類似している。また，本例では左中前頭回後半部に強い病変分布がみられたことより，ALS-D の書字障害は Exner 中枢の損傷による可能性が示唆される。

　本例では発症早期より，開鼻声，発話速度の低下，抑揚の消失を特徴とする発話障害がみられ，舌萎縮や線維束性収縮を認めなかったことより，球麻痺型の ALS ではなく，上位運動ニューロン症状主体の ALS で偽性球麻痺がみられたものと考えた。針筋電図では神経原性変化がみられたものの，病理所見でも舌下神経核の運動ニューロンは保たれており，偽性球麻痺による構音障害を示していたことが裏付けられる。これらの特徴は進行性の構音障害がみられた症例7(117頁)と共通している。病初期には錐体路徴候(腱反射亢進，病的反射，四肢の痙性)が目立つ一方で，下位運動ニューロン障害を示唆する徴候(筋萎縮，線維束性収縮)はみられなかったことから，当初は原発性側索硬化症(primary lateral sclerosis；PLS)も考えていたが，病理学的には下位運動ニューロン障害(脊髄前角の神経脱落)もみられ，最終的には ALS と診断した。

[文献]

1) Gordinier HC：A case of brain tumor at the base of the second left frontal convolution. Am J Med Sci 117：526-535, 1989
2) Aimard G, Devic M, Lebel M, et al：Agraphie pure(dynamique?) d'origine frontal. A propos d'un observation. Rev Neurol 131：505-512, 1975
3) Anderson SW, Damasio AR, Damasio H：Troubled letters but not numbers. Domain specific cognitive impairment following focal damage in frontal cortex. Brain 113：749-766, 1990
4) Hodges JR：Pure apraxic agraphia with recovery after drainage of a left

frontal cyst. Cortex 27：469-473, 1991
5) 阿部和夫, 横山律子, 依藤史郎, 他：左中前頭回後部の梗塞による仮名失書. 神経心理学 9：196-201, 1993
6) Tohgi H, Saitoh K, Takahashi S, et al：Agrahia and acalculia after a left prefrontal (F1, F2) infarction. J Neurol Neurosurg Psychiatry 58：629-632, 1995
7) Sakurai Y, Matsumura K, Iwatsubo T, et al：Frontal pure agraphia for kanji or kana：Dissociation between morphology and phonology. Neurology 49：946-952, 1997
8) 神崎真実, 佐藤正之, 小川　剛, 他：脱字を主とする書字障害を呈した痴呆をともなう運動ニューロン疾患の1例. 臨床神経 44：673-676, 2004
9) Ichikawa H, Koyama S, Ohno H, et al：Writing errors and anosognosia in amyotrophic lateral sclerosis with dementia. Behav Neurol 19：107-116, 2008

コラム　Exnerの書字中枢

　Exnerの書字中枢は, 左中前頭回後部(脚部)に存在すると想定されている. 本文でも記載したように, 日本人の場合, この部位が障害されると, 仮名に強い書字障害が出現することが報告されている. しかしExner自身は生理学者であり, 実際の症例をもとにして書字の中枢を発見したわけではない. 169例もの症例報告から神経症状と剖検所見を抽出し, 大脳の地図上にマッピングすることにより, 各種の神経症状の責任病巣を「想定した」というのが実情のようである.
[文献]
古川哲雄：Exnerの書字中枢. 神経内科 26：555-557, 1988

コラム　原発性側索硬化症(primary lateral sclerosis；PLS)

　運動ニューロンの系統的な変性をきたす疾患を運動ニューロン疾患と呼び, その代表がALSである. ALSでは症例によって程度の差はあるものの, 上位運動ニューロン(皮質脊髄路, 皮質橋路, 皮質延髄路)と下位運動ニューロン(脳幹の運動神経核あるいは脊髄前角から筋に至るまで)の両者が

変性する。脊髄性進行性筋萎縮症（spinal progressive muscular atrophy ; SPMA）や球脊髄性筋萎縮症（Kennedy-Alter-Sung 症候群）などの疾患では下位運動ニューロンが選択的に障害される。一方，上位運動ニューロンが選択的に障害される疾患が PLS である。PLS という疾患が実際に存在するのか否か（純粋に上位運動ニューロンのみが変性する疾患があるのか），については，これまで議論の対象となってきた。Pringles ら[1]は病理学的にも上位運動ニューロンに選択的な変性を認めた症例を報告し，PLS の診断基準を提唱している。しかしその後 Le Foreistier ら[2]が 20 症例について臨床症状，電気生理学的所見，筋病理所見をもとに，前方視的に検討した結果，中枢神経系（すわわち上位運動ニューロン）に限局した変性を示す疾患の存在が否定的であることを示した。

［文献］

1) Pringles CE, Hudson AJ, Munoz DG, et al : Primary lateral sclerosis. Clinical features, neuropathology and diagnostic criteria. Brain 115 : 495-520, 1992
2) Le Forestier N, Maisonobe T, Piquard A, et al : Does primary lateral sclerosis exist? A study of 20 patients and review of the literature. Brain 124 : 1989-1999, 2001

【症例15】
1年で認知機能が急速に悪化した筋萎縮性側索硬化症の78歳女性例

■臨床経過

　死亡時78歳の右利き女性。長年保育園の園長を務め，退職後も地域の福祉活動に従事していた。73歳時(某年5月上旬)より話がしにくい(呂律が回らない)，同月下旬より首が痛い，という症状が出現，進行した。同年6～7月にかけてA病院に入院。精査の結果，球麻痺型の筋萎縮性側索硬化症(ALS)と診断された。この時点でHDS-Rは26/30であった(減点は93-7，3単語の遅延再生のみ)。また本人には「会話がしづらく困る」という病識があった。家族，本人に病名が告知されたが，本人は受容することが難しい様子であった。A病院を退院した後は，自宅に近いB病院に通院していた。約1年間外来通院しながら経過観察していたが，行動面では，猜疑心が強くなった，銀行の暗証番号を忘れたという他には，社会的なトラブルを起こした，性格が変わった，物忘れ症状が進行したなどの変化はみられなかった。ALSの症状が進行するにつれて，食事量が減少したため，翌年7月にB病院に入院したが，療養環境に満足できないという理由で，約1週間で自主的に退院した。しかしその後も食事摂取量が少なく，胃瘻を造設するためA病院に入院した。この時点ではHDS-Rは0/30であった。球麻痺による発話障害のため，筆談で評価を行ったが，「お年はいくつですか？」という質問に対して，「お年で，年齢，7638」と返答するなど，的確な回答をすることがなかった。また自発書字でも「私は夫にたのしみする，夫のたのしみする」「しますので，しておりますので，おねがいしいです」のように保続が顕著であった。経内視鏡的に胃瘻を造設された後に呼吸器症状が悪化したため，以後は人工呼吸器管理となった。半年後にC病院へ転院。転院時の現症として，神経学的には，自発的に開眼し，問いかけに対して表情を変化させて反応した。脳神経領

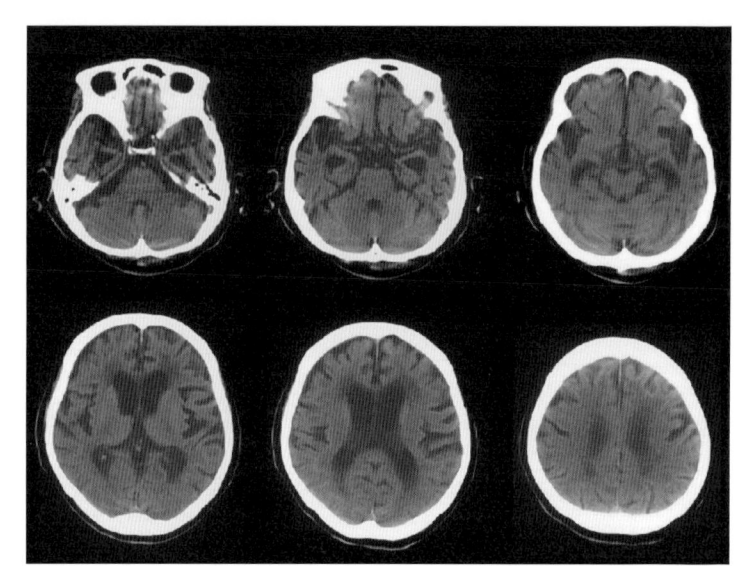

図15-1 発症約3年後の頭部CT

域では顔面筋および舌の萎縮がみられた。眼球運動は全方向に追視があったが，上下方向では不十分。他動的に開口させると軟口蓋の挙上が確認された。運動系では上肢の筋緊張が左で軽度亢進し，左下肢で軽度の痙性がみられた。四肢の筋力は著明に低下していた。また両下肢が尖足位であり，四肢および肋間筋に筋萎縮がみられた。腱反射は下顎で正常，両側膝蓋腱反射が軽度に亢進していたが，その他は低下ないし消失していた。またバビンスキー徴候は両側陰性であるが，手掌頤反射および把握反射が両側で陽性であった。吸引反射および口尖らせ反射は陰性であった。

　入院後，37℃台の発熱は頻繁にみられたが，自然経過で軽快していた。人工呼吸器管理下での呼吸状態も安定していた。以後，A病院とC病院にて長期療養を行っていたが，肺炎を併発し，全経過4年9か月で死亡された。画像所見として，発症3年後の頭部CTでは両側海馬，側頭葉を中心とした萎縮がみられた（図15-1）。

■臨床的特徴のまとめ

1) 73歳時，発話障害で発症
2) 約1年後に球麻痺症状悪化，認知症症状の出現
3) 胃瘻造設後に呼吸器症状が悪化し人工呼吸器管理となる
4) 全経過4年9か月

■臨床診断

認知症を伴う筋萎縮性側索硬化症（ALS-D）

■病理所見

肉眼所見

　固定後の脳重量は930グラムと減少している。外表所見として，左中心前回下方の萎縮（右よりも萎縮している），左前頭葉，左側頭極の萎縮を認める。また延髄錐体の隆起が平坦にみえる。
　割面では左優位の側脳室下角の開大，側副溝の開大，左扁桃体の萎縮および着色不良を認める（図15-2）。また延髄錐体は小さく扁平化している。脊髄は全体に細く，前後に扁平である。可視範囲では上位頸髄の前根の萎縮がみられる。

組織学的所見

　中心前回では，ベッツ細胞の脱落と，少数ではあるがミクログリアの集簇と思われる所見がみられる（図15-3）。側頭葉前方部では皮質表層に海綿状変化を，また軽度の神経細胞脱落とグリオーシスがみられるが，中心前回よりも前方の前頭葉（前頭前野）では変性所見をほとんど認めない。側頭葉極では内側の皮質で変性がみられる。海馬，海馬傍回では中等数の神経原線維変化と多数の老人斑がみられる。また海馬では顆粒空胞変化，平野小体も少数認められる。海馬傍回から側副溝をはさんで，側頭葉新皮質でも多数の老人斑がみられる。海馬足よりもやや後方の割面では，海馬

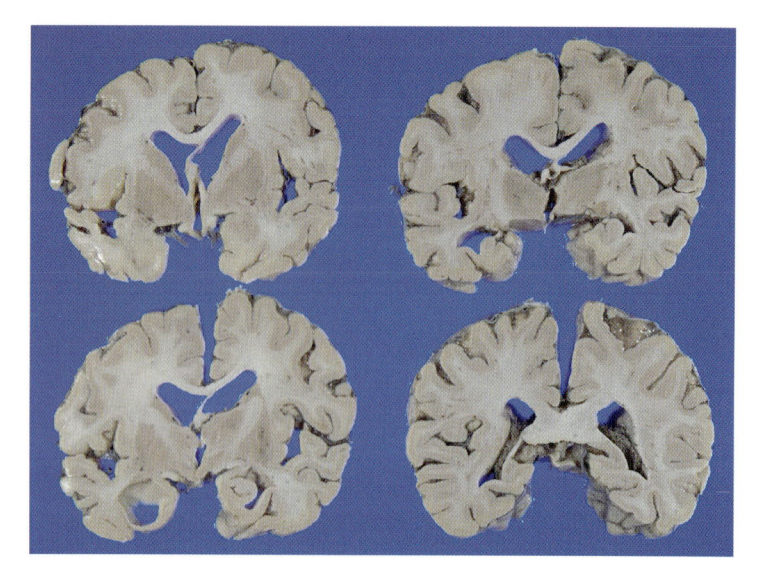

図15-2 肉眼病理所見(左上：視交叉を通る割面，左下：乳頭体を通る割面，右上：外側膝状体を通る割面，右下：脳梁膨大を通る割面)
左優位に側脳室下角の開大，側副溝の開大がみられる

CA1と海馬支脚移行部に，限局性の神経細胞脱落とグリオーシスがみられる。これらのほかに，ボディアン染色標本では中心前回を含む前頭葉，頭頂葉，後頭葉でも多数の老人斑がみられる。中心前回および側頭葉の皮質下白質では髄鞘染色性が低下し，軸索も脱落している。基底核・視床については，いずれも著変は認めない。扁桃体は皮質核・基底核で神経細胞が脱落し，グリオーシスがみられる。

小脳歯状核の神経細胞数は保たれている。皮質では部位によってプルキンエ細胞がほぼ完全に消失している。

中脳では黒質，動眼神経核の神経細胞は保たれている。大脳脚は両側とも，中央1/3の髄鞘染色性が低下しており，軸索も脱落している。橋では青斑核の神経細胞数は保たれているが，数個の神経原線維変化がみられる。三叉神経運動核では神経細胞脱落と生地の粗鬆化がみられる。ブニナ

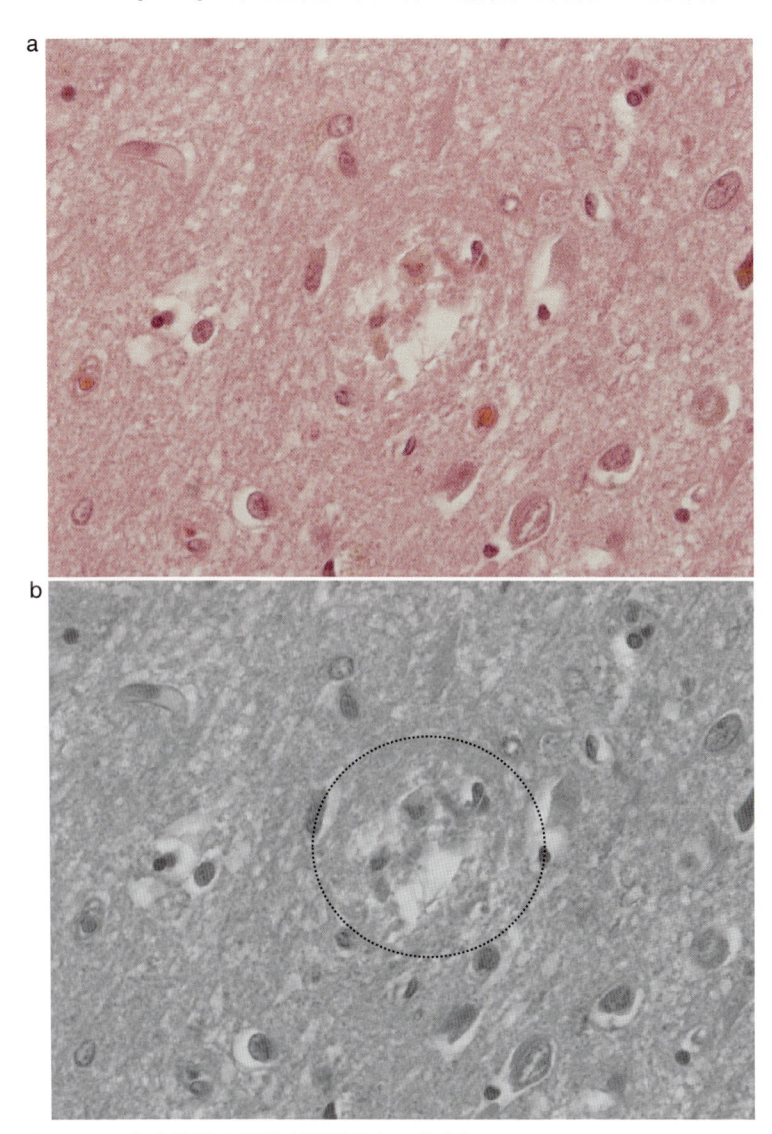

図15-3 中心前回の組織病理所見（HE染色）
a：ベッツ細胞が脱落したと考えられるマクロファージの集簇が観察される
b：破線円内にベッツ細胞が脱落したと考えられるマクロファージの集簇が観察される（症例14も参照されたい）
（a, bは同一視野，同倍率の写真）

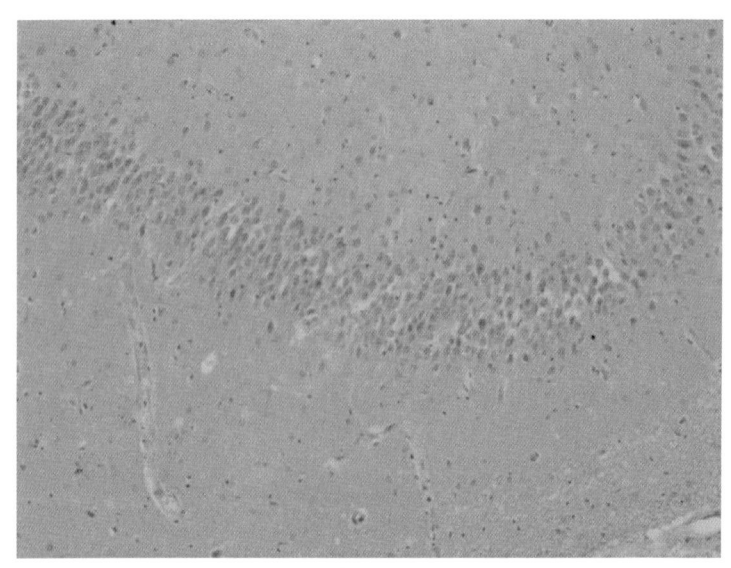

図 15-4　海馬歯状回の組織病理所見(ユビキチン免疫染色)
ユビキチン陽性の神経細胞質内封入体が観察されない(症例 14 と比較, 対照されたい)

小体はみられない．底部では皮質脊髄路と思われる縦走線維で，髄鞘染色性が低下し，大径有髄線維が脱落している．また同部へのマクロファージ浸潤がみられる．延髄では舌下神経核，疑核の神経細胞は高度に脱落している．ブニナ小体は観察されない．下オリーブ核では，一部で神経細胞脱落とグリオーシスがみられる．延髄錐体では髄鞘染色性の低下，有髄線維の脱落が著しく，多数のマクロファージがみられる．後索核を通る割面では，薄束核(ゴル Goll 核)は異常を認めないが，楔状束核(ブルダッハ Burdach 核)の内側で有髄線維脱落とマクロファージの出現を認める．

　脊髄では，高位頸髄から腰髄まで，両側側索，前索で，軸索の高度脱落，マクロファージの浸潤がみられる．また後索でも，薄束で軸索が高度に脱落し，マクロファージが出現している．少数のスフェロイドも観察される．頸髄では前角神経細胞が高度に脱落し，前角の前方への膨らみが消失している．胸髄ではクラーク柱の神経細胞脱落が明らかである．中間質

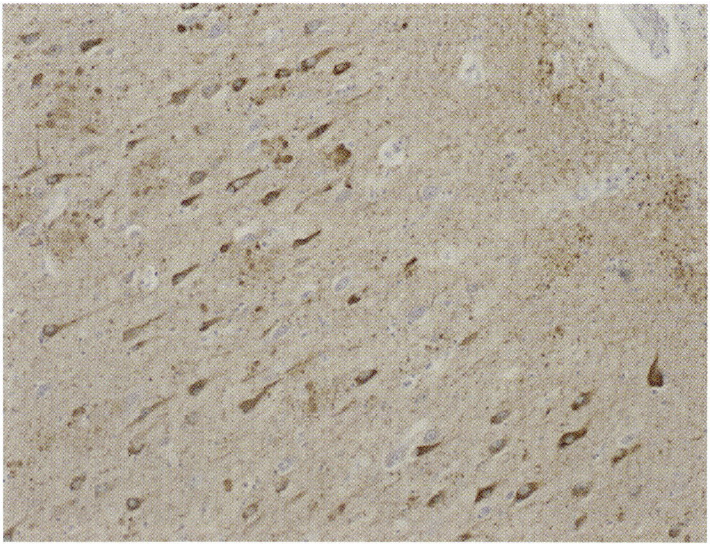

図 15-5　海馬 CA1 領域の組織病理所見（抗タウ抗体免疫染色）
タウ陽性（こげ茶色）の神経原線維変化が多数観察される

外側核の神経細胞は保たれており，前根では小径有髄線維の脱落もみられない。胸髄，腰髄の前角ではごく少数の神経細胞が残存しているが，ブニナ小体は観察されない。

ユビキチン，リン酸化 TDP-43 による免疫染色では，海馬歯状回には陽性の神経細胞内封入体を認めない（図 15-4）。脊髄前角にも陽性の構造物を認めない。リン酸化タウによる免疫染色では大脳皮質全域に神経原線維変化を（図 15-5），βアミロイドによる免疫染色では大脳皮質全域に多数の老人斑を認める（図 15-6）。

病理所見のまとめとしては，①上位運動ニューロン（ベッツ細胞〜皮質脊髄路）の脱落，②下位運動ニューロンの高度脱落（頸髄＞胸髄・腰髄），③大脳皮質の変性（皮質の海綿状変化・老人斑・神経原線維変化），④脊髄の変性（後索・クラーク柱），である。

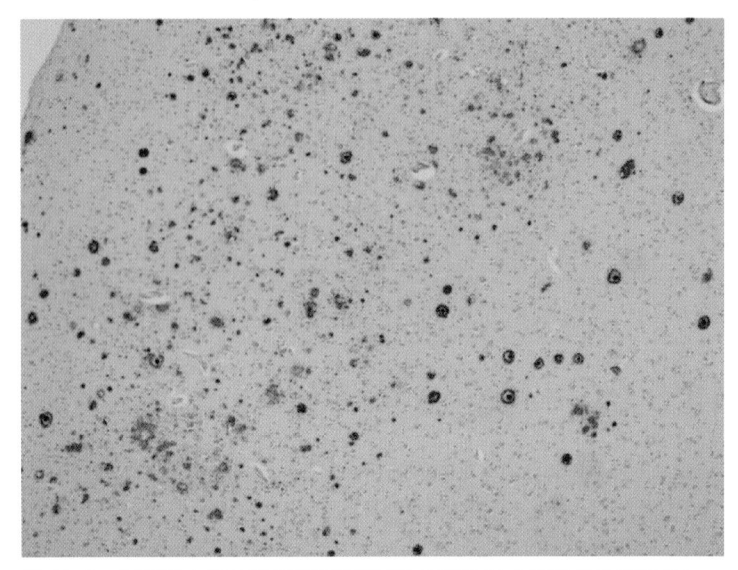

図 15-6 前頭葉皮質の組織病理所見（抗βアミロイド抗体免疫染色）
βアミロイド陽性（こげ茶色）の老人斑が多数観察される

■病理診断

1) ALS
2) アルツハイマー病（AD）
3) 後索の変性（病因は不明）

■症例についてのコメント

　認知症は褥瘡，眼球運動障害，膀胱直腸障害とともに，ALSの陰性徴候の1つとして知られており，これは医学生の教科書にも記載されているほど有名である．しかし1960年代以降に，わが国を中心として認知症を合併したALSの報告例が相次いで発表され，現在ではALSに何らかの認知機能障害を合併する割合は低くない，と考えられている．認知症症状の特徴は，従来のピック病，あるいは現在の前頭側頭型認知症（FTD）に類似しているとされ，前頭側頭葉変性症（FTLD）の中でも，「運動ニュー

ロン疾患を伴うタイプ」という一群で扱われている。多数の臨床病理学的検討が報告されており，病理学的な特徴として，海馬歯状回，前頭側頭葉皮質の神経細胞に，ユビキチン陽性の封入体を認めることが明らかにされた[1,2]。さらに近年，このユビキチン陽性封入体を構成するタンパク質として，TDP-43 が同定された[3,4]。

　一般的には，ALS に認知症を合併した場合には，まずこのユビキチン陽性封入体，TDP-43 陽性封入体を伴う疾患（FTLD-U，FTLD-TDP）を考えるであろう。しかし本例にみられたように，ALS と AD という複数の神経変性疾患が合併していることもある。ハミルトン Hamilton ら[5]の報告では，ALS に認知症を伴った 7 例中，ユビキチン陽性封入体がみられたのは 4 例だけであり，残りの 2 例では本例と同様に AD の病理を，また 1 例ではアミロイドアンギオパチーの病理をそれぞれ伴っていた。ALS に AD が合併することはそれほど稀ではないことが示唆される。

　本例の認知症症状としては，「銀行の暗証番号を忘れる」という，物忘れ症状のエピソードが確認されている以外には，FTD として典型的な症状はみられず，ALS-D としても典型的ではない。しかし ALS の診断が念頭にあると，認知症が前頭側頭型にみえてしまうのであろう。認知症の臨床診断がいかに難しいかを感じさせられる。

[文献]
1) Okamoto K, Murakami N, Yoshida H, et al : Ubiquitin-positive intraneuronal inclusions in the extramotor cortices of presenile dementia with motor neuron disease. J Neurol 239 : 426-430, 1992
2) Wightman G, Anderson VE, Martin J, et al : Hippocampal and neocortical ubiquitin-immunoreactive inclusions in amyotrophic lateral sclerosis with dementia. Neurosci Lett 139 : 269-274, 1992
3) Arai T, Hasegawa M, Akiyama H, et al : TDP-43 is a component of ubiquitin-positive tau-negative inclusion in frontotemporal lobar degeneration and amyotrophic lateral sclerosis. Biochem Biophys Res Commun 351 : 602-611, 2006
4) Neumann M, Sampathu DM, Kwong LK, et al : Ubiquitinated TDP-43 in

frontotemporal lobar degeneration and amyotrophic lateral sclerosis. Science 314 : 130-133, 2006
5) Hamilton RL, Bowser R : Alzheimer disease pathology in amyotrophic lateral sclerosis. Acta Neuropathologica 107 : 515-522, 2004

【症例 16】
進行性失語の臨床像を示した 72 歳男性例

■臨床経過

　死亡時 72 歳の右利き男性。既往歴，家族歴に特記すべきことはない。自営業で会社を経営していたが，62 歳時，社員から「言っていることが聞き取れなくなった」と言われた。しかし家族は気づかなかった。2 か月後には組合の議事録が読めなくなった。このため，A 病院を受診した。しかし頭部 MRI では異常がみられなかったため，経過を観察していた。半年後に MRI を再検査しても異常なかった。また B 病院を受診したが，診断には至らなかった。

　翌年より右手を使わなくなり，また車の運転もできなくなった。このため 64 歳時に C 病院精神神経科を受診した。

　以下は受診時の本人，妻と医師とのダイアログである。

　　―― 言葉は使えますか？
　「…」（返答しない）
　　―― お名前は？
　「〇〇…」（苗字のみ，正しい）
　　―― 住所は？
　「△△区…」（区は正しい）
　　―― △△区のどこら辺？
　「…」（返答しない）
　　―― あまり話さない？
　（妻より「言語の先生とはよく話すみたいです。私には言いたいことだけ言っています」と返答があった。その間，落ち着かない様子で椅子から立ち上がる）
　　―― 私が言うことを，同じように繰り返し言ってください。東京

「東京」
——　△△区
「△△区」
——　病院
「病院」
——　病院に行った
(少し間が空いて)「…病院に行った」
——　今日は晴れています
「…晴れて…」
——　手を上に挙げて下さい
「…」(反応しない。落ち着かない様子である)
——　これは何ですか？：百円玉
「…」(硬貨を手にとるが，返答しない)
——　筆
「…」(返答しない)
——　これはお金ですか？
「…お金じゃない…」
——　鍵
「かぎ」(正解)
——　メジャー
「メジャー」(正解)
——　鉛筆で100円に触って下さい
(不可)
——　メジャーはどれ？
(正しく指摘)
——　100円はどれ？
(正しく指摘)
——　筆を鍵の横に置いて下さい
(筆を100円玉の上に載せる。不正解)

【症例16】 進行性失語の臨床像を示した72歳男性例　　207

―― 眼を閉じてください
（不可）
―― 頬を膨らませて下さい
（正しく遂行）
（妻より「日記が書けなくなってから，そわそわし始めました。すぐに立ち上がってしまうんです。名前はともかく，住所が書けなくなりました」と返答があった。
→日記帳には，以前はしっかりとした文が書かれていたが，最近は幼稚化した文が書かれている）
―― 服は自分で着れますか？
（妻より「時計は自分ではめられます。ボタンの掛け違いはありますが，何とか着れています」と返答があった）
―― ボタンを外してみて下さい
（ボタンの掛け外しは可能である）

以上のように，（非流暢性）失語（呼称の障害，2語文の復唱障害，短文の指示に従えない理解障害），行動異常（診察中に立ち歩こうとする）がみられたほかに，右運動無視（握力検査で左手は測定できるが右手では握力計を握らない），左下肢の筋緊張亢進，閉眼障害もみられた。また診察中はずっと無表情であった。この時点で，臨床的に皮質基底核変性症が疑われた。SPECT では両側前頭葉の取り込み低下（やや左側に優位）がみられた（図 16-1）。3か月後より転倒しやすくなり，自力での歩行が困難になった。

さらに3か月後より同院神経内科を受診。神経学的に，仮面様顔貌，発話不能（うーうーとうなるのみ），頸部筋緊張亢進，右上肢の痙性-筋強剛，右手の把握反射，手掌頤反射，ミオクローヌスがみられた。また腱反射は全体に亢進していた。

その後は在宅療養を基本としてフォローされ，外来へも定期的に通院していた。

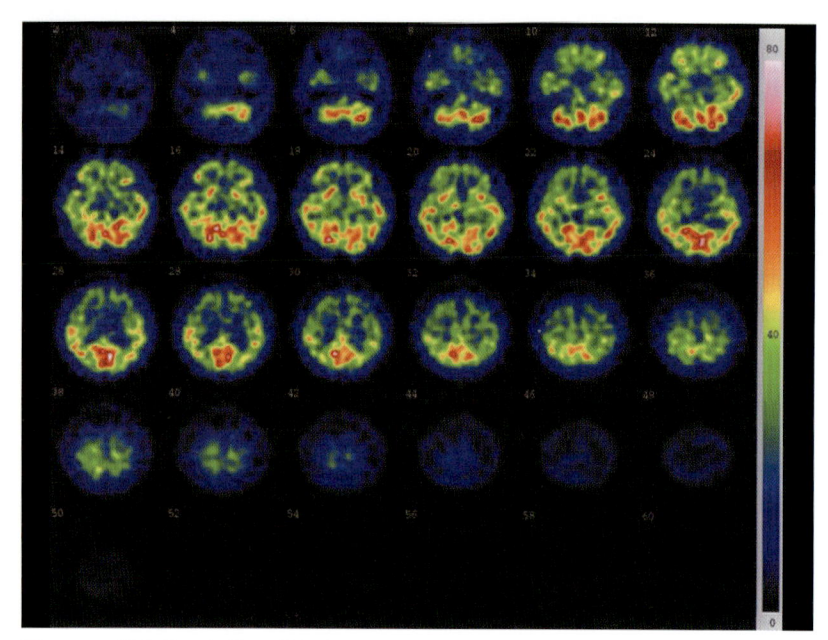

図 16-1　発症約 2 年後の脳血流 SPECT 所見

　65 歳時の診療録記載：身体が固くなり，開眼が維持できない。両手の支持で数歩のみ歩く。夜半に「行かない」と 3 時間言い続ける（語間代？）。首を左右交互に回旋し続ける。嚥下障害あり。筋緊張は頸部・四肢で亢進。追視は水平方向で正常だが衝動性。上下方向の制限あり。右上肢にミオクローヌス。発話は「アー」「うー」のみ。
　65 歳頃より嚥下障害が増悪したが，在宅で流動食を中心とした経口摂取を継続していた。
　67 歳時の診療録記載：前年 12 月 27 日より口が開かなくなり，嚥下もしなくなった。それまでは流動食を経口摂取していた。同年 5 月より，誤嚥性肺炎，尿路感染症で，しばしば近医に入院，加療されるようになった。同年 6 月に 2 回目の誤嚥性肺炎を併発したため，経内視鏡的に胃瘻が造設された。

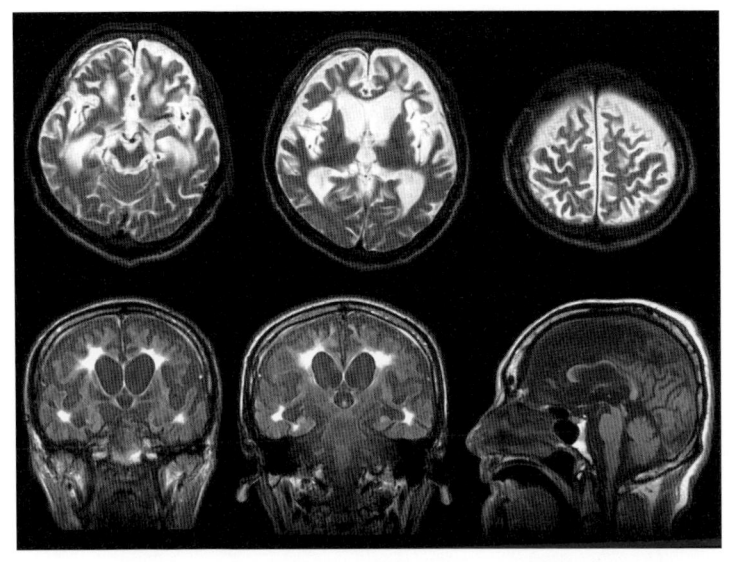

図 16-2 発症約 8 年後の頭部 MRI 所見(上段：T2 強調画像水平断，下段左および中：FALIR 画像冠状断，下段右：T1 強調画像矢状断)

　68 歳時の診療録記載：眼球運動認めず．閉口状態．四肢は屈曲拘縮．両手も握っている．全くの無言．腱反射は上肢で誘発されず，下肢で正常．

　70 歳時に S 病院にて入院精査．この時期に全身の痙攣が出現するようになっていた(持続は 1 分程度で，手を握ると停止する)．バルプロ酸服用により，痙攣は鎮静化した．その後，痙攣が増悪したため，フェニトインを追加された．入院中に施行した MRI では両側前頭葉(中心前回を含む)，両側側頭葉の萎縮，両側側脳室周囲の T2 高信号，矢状断では中脳被蓋部の萎縮(ハチドリ徴候)を認めた(図 16-2)．

　72 歳時に発熱のために近医入院．炎症が遷延したが抗生剤治療と全身管理により自宅退院し，在宅療養を継続していた．しかし約 2 か月後に自宅で就眠中に呼吸停止しているのに家族が気づき，往診医により死亡確認

された。全経過約 10 年。

臨床的特徴のまとめ

1) 62 歳時，非流暢性失語で発症
2) その後，行動異常，錐体路徴候，錐体外路症状，ミオクローヌスが出現
3) 約 3 年で発話不能となる
4) 終末期は四肢屈曲拘縮，無動性無言の状態
5) 全経過約 10 年

臨床診断

進行性非流暢性失語(PNFA)

病理学的背景としてはピック病，進行性核上性麻痺(PSP)，大脳皮質基底核変性症(CBD)，FTLD-TDP，アルツハイマー病(AD)などが考えられた

病理所見

肉眼所見

固定後の脳は 1060 グラムであり，重量が減少している。外表の所見としては，運動野を含む両側前頭葉の萎縮(穹窿面が陥凹)，大脳脚中央の陥凹がみられ，橋が小さい。動脈硬化は軽度である。割面では，前頭葉で白質の萎縮と正常白色調の部分的喪失，淡蒼球の萎縮と暗褐色調変化，視床の萎縮と褐色調変化色，海馬の萎縮，視床下核の著明な萎縮がみられる。脳幹では，中脳黒質の高度脱色素，青斑の脱色素，橋底部で縦走線維の萎縮，延髄錐体の小型化がみられ，また小脳歯状核の輪郭が不鮮明であった。脊髄は著変なし。肉眼病理所見からは，淡蒼球，視床下核，黒質の変性が目立つことから，PSP の可能性が考えられた。

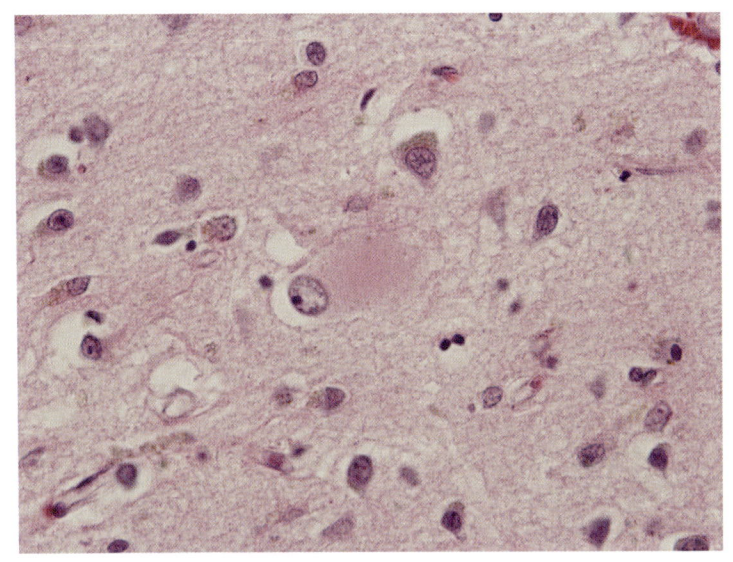

図 16-3 上前頭回の組織病理所見（HE 染色）
風船状ニューロン（ピック細胞）が観察される（症例 1 も参照されたい）

組織学的所見

　前頭葉皮質では表層に海綿状変化，中〜下層で神経細胞脱落とグリオーシスを認める。また皮質深層には風船状ニューロンが散見される（図 16-3）。脳梁膝の割面では上前頭回から底面にかけての変性が目立つが，半球内側面の変性はやや軽度である。皮質下白質では下前頭回から底面にかけてアクセントがある変性（髄鞘染色性低下とグリオーシス）を認める。この病変分布の傾向は，側頭葉極を通る割面でも同様である。

　扁桃体を通る割面では上前頭回から中心前回（中〜下部）の皮質・皮質下に強い変性を認める。ベッツ細胞の数も減少している。中心後回，側頭葉皮質の変性は軽度である。皮質下では前障，淡蒼球（内外節とも）が高度に変性しており，淡蒼球ではヘモジデリンの沈着もみられる。被殻，尾状核の変性は中等度である。扁桃体ではグリア細胞の増加と風船状ニューロンを散見するものの，皮質核，外側〜基底核のニューロンは保持されて

いる．

　海馬足を通る割面，視床下核を通る割面でも，大脳縦裂に接する中心前回皮質・皮質下が高度に変性しているが，その他の大脳皮質の変性は軽度である．また皮質下の諸構造では，前方と同様に，前障・被殻・淡蒼球，視床下核の変性を認める．ホルツァー染色では，中心前回，中心後回の皮質下白質・淡蒼球（内外節とも）・視床に強いグリオーシスを認める．視床下核のグリオーシスはごく軽度である．

　外側膝状体を通る割面では，頭頂葉皮質の軽度の変性（表層の海綿状変化が目立ち，深層でごく軽度のグリオーシスを認める），皮質下白質の変性（髄鞘の染色性低下とグリオーシス）を認める．また側頭葉皮質でも上側頭回〜下側頭回にかけて，表層の海綿状変化を認めるが，外側後頭側頭回および海馬傍回では変性所見はほとんどみられない．海馬傍回の神経原線維変化は極めて少数である．老人斑も認めない．海馬ではCA2の一部で神経細胞脱落を，またCA4〜CA2のニューロンに少数の神経原線維変化がみられるものの，その他では神経細胞は保持されており，神経原線維変化もみられない．

　頭頂葉後部・後頭葉の割面では皮質・皮質下白質ともに異常を認めない．視覚野にも異常はみられない．

　ガリアス染色では中心前回を含む前頭葉皮質に多数のアストロサイト斑，嗜銀性顆粒と少数の神経原線維変化，白質に多数の嗜銀性スレッドとコイル状小体がみられる（図16-4，5）．これらの所見は脳梁に隣接する脳回ではごく少数であり，この部位では皮質中層に嗜銀性顆粒が目立つ．また中心溝を挟んだ中心後回，側頭葉皮質，島回でもアストロサイト斑の数はごく少数であるが，側頭葉白質には多数の嗜銀性スレッドとコイル状小体がみられる．

　中脳黒質では両側で神経細胞が高度に脱落しグリオーシス，メラニンの遊出がみられる．大脳脚では内側〜中央にかけての髄鞘染色性が低下している．両側動眼神経核は保たれている．青斑の神経細胞はおおむね保たれているが，ごく少数の神経原線維変化がみられる．上小脳脚は両側ともに

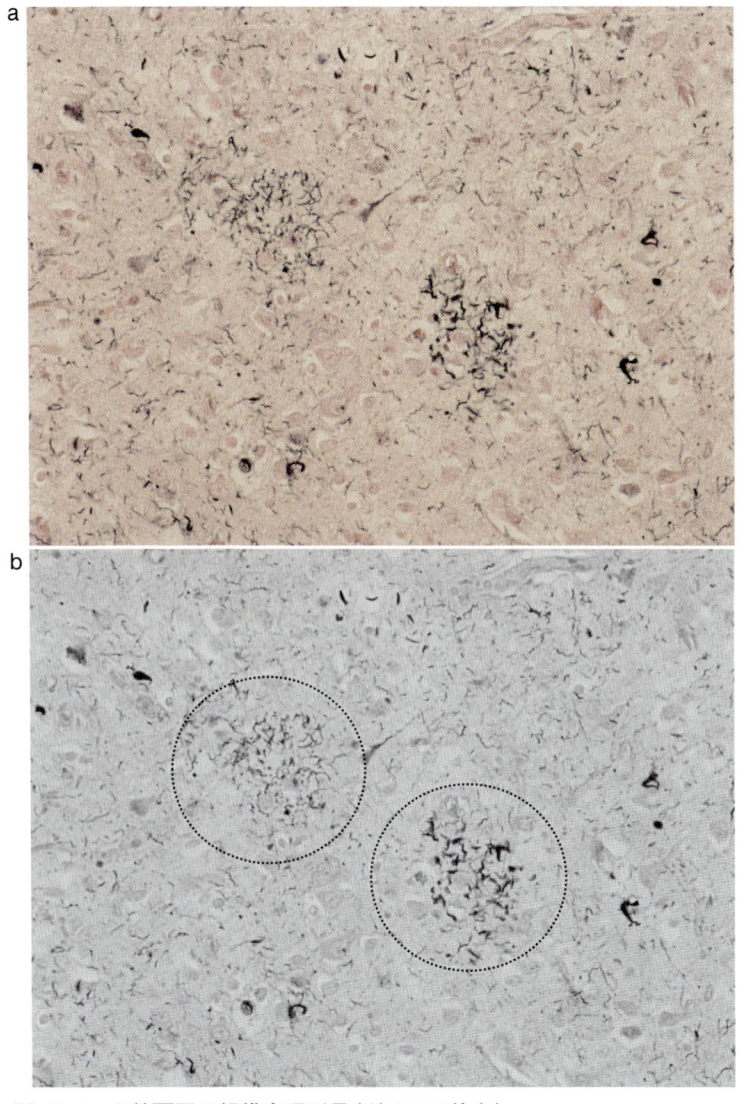

【症例16】 進行性失語の臨床像を示した72歳男性例　213

図16-4　上前頭回の組織病理所見（ガリアス染色）
a：アストロサイト斑が観察される
b：破線内にアストロサイト斑が観察される
（a, bは同一視野, 同倍率の写真）

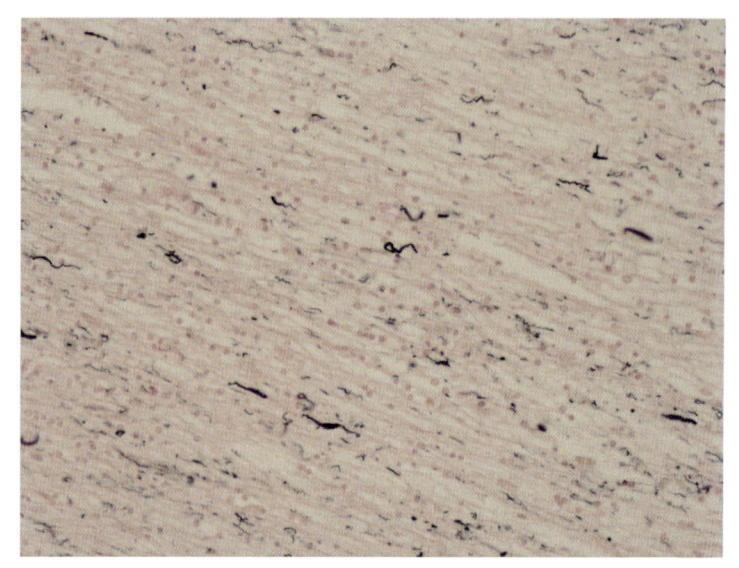

図16-5　脳梁の組織病理所見（ガリアス染色）
コイル状小体，嗜銀性スレッドが観察される（症例4も参照されたい）

保たれている。底部では傍正中部で縦走線維の髄鞘染色性が低下している，横走線維，橋核の神経細胞は保持されている。延髄では，舌下神経核，疑核は保たれている。両側延髄錐体の髄鞘染色性が低下しているが，ボディアン染色では大径有髄線維は保たれている。

　小脳，脊髄には特記すべき異常所見はみられない。

　抗タウ抗体による免疫染色では，大脳皮質，皮質下白質に陽性の構造物が多数みられる（図16-6）。その分布はガリアス染色陽性の構造物におおむね一致している。脳幹では中脳黒質および中脳水道腹側，青斑核，第4脳室腹側，延髄網様体，下オリーブ核に多数のAT8陽性構造物がみられる。脳幹でのタウ陽性構造物の分布はPSPにおける病変分布と類似している。

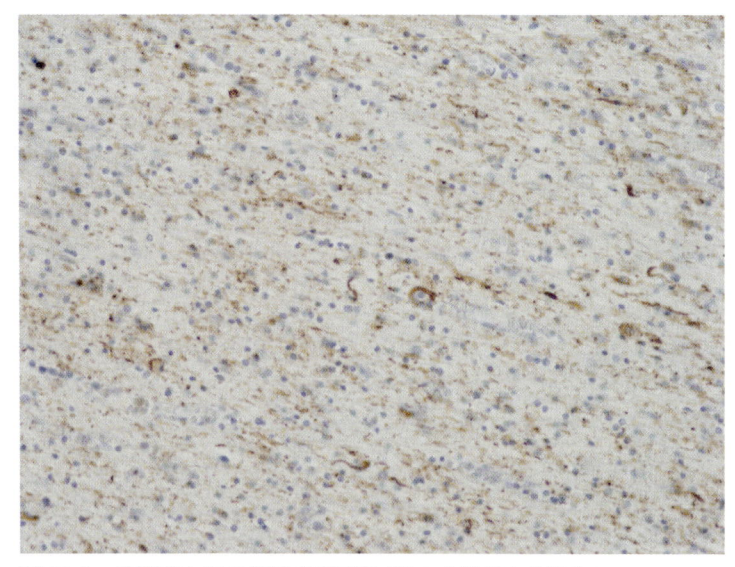

図 16-6　前頭葉白質の組織病理所見（抗タウ抗体免疫染色）
タウ陽性の構造物が観察される

■病理診断

CBD

■症例についてのコメント

　中心前回を含む前頭葉に強い皮質および皮質下の変性，基底核の変性，黒質の高度変性を認め，また大脳皮質に風船状ニューロンとアストロサイト斑を認めることより，CBD と診断される．本例は PNFA で発症しているが，病変分布はブローカ野，中心前回を含む前頭葉全域に及んでおり，初発症状の責任病変を指摘することは困難である．

■CBD の診断

　CBD は臨床，病理のいずれの側面でも，診断が難しい疾患である．

現在，CBD の臨床研究に用いられているラング Lang ら[1]による診断基準によれば，皮質症候として，失行，皮質性感覚障害，他人の肢徴候のうち1つ以上が，また，運動障害症候として，レボドパ不応性の筋強剛ないし無動，四肢のジストニー肢位，ミオクローヌスのうち1つ以上が，ともに認められることが必要とされる。また，これらの症候は，発症時には左右非対称であり，慢性進行性の経過をたどる，とされている。これらの症候のうちで，特に行為運動障害と関係するものとしては，失行，他人の肢徴候，ジストニーが挙げられるが，いずれも症候の概念を把握し，実際に診断することが難しいものばかりである。これまでに，PSP との臨床病理学的類似性[2]，あるいはピック病との臨床病理学的類似性[3]が指摘されてきた。また，これらの疾患の病理所見が重複することも報告されている[4]。さらに，臨床的に CBD と診断されながら，病理学的には PSP[5]やピック病[6,7]と診断された症例も少なくない。

一方，CBD の病理診断についても，後述の通り病変分布にバリエーションが存在することがわかってきた。典型的な症例では，肉眼的には中心領域に最も強い左右非対称性の前頭葉上部および頭頂葉の萎縮を認め，組織学的には萎縮部位の大脳皮質，皮質下，黒質，淡蒼球，被殻，赤核，視床下核に変性所見（神経細胞脱落とグリオーシス）に加え，neuronal achromasia（あるいは風船状ニューロン）および嗜銀性スレッド，アストロサイト斑という特徴的所見を認める[8]。また NINDS の病理学的診断基準では，前頭頭頂葉の萎縮と変性（神経細胞脱落およびグリオーシス，achromatic neuron の出現），細胞骨格の異常（タウ陽性のアストロサイト斑）を認める，とされている。

ベーブ Boeve ら[9]によれば，進行性の左右非対称性筋強剛および失行を呈し，臨床的に CBD と診断された13症例の病理学的の診断は，CBD 7例，AD 2例，PSP，ピック病，非特異的変性所見を呈した症例，クロイツフェルト・ヤコブ病（CJD）がそれぞれ1例であったことから，CBD に特徴的と考えられている臨床症候群は，非対称性の前頭頭頂葉変性を共有するさまざまな病理学的背景による可能性を指摘している。また，臨床的

な診断の精度をいかに高めても，現段階では生存中に最終的な診断を確定することは不可能である，とも述べている。したがって，進行性の左右非対称性筋強剛および失行を特徴とする症候群は，CBDの中核となるものであるが，これは頭頂-前頭の変性を反映し，病理学的にはCBDとは異なる一群の疾患も臨床的にはこの症候群を示し得る。

コンポリーティKompolitiら[10]は，7剖検例を含む臨床的CBD 147症例の臨床所見について分析し，パーキンソニズムとして筋強剛，寡動，歩行障害，振戦，運動障害としてジストニア，ミオクローヌス，高次皮質機能障害として失行，「他人の肢」徴候，皮質性感覚障害，認知症が認められた，と報告している。また剖検例とそれ以外の症例との間では，臨床症状の頻度や薬物への反応について，有意差はなかった，としている。クマールKumarら[11]は，病理学的にCBDと診断される症例は，非対称性の大脳皮質変性による，あらゆる臨床症候群，すなわち，進行性失語（上側頭回が早期より障害），前頭葉型認知症（前頭葉変性が強い），後頭皮質萎縮症，進行性片麻痺，進行性失行症などの臨床像を示すことがある，と述べている。非対称性大脳皮質変性症という広い臨床概念の表現型は，大脳皮質の変性部位の分布を，臨床症状に反映するものであり，単一の疾患に特有のものではない。

■病理学的にCBDと診断された症例の臨床経過

ウェニングWenningら[12]は，病理学的にCBDと診断された14症例について，初診時より前向きに臨床経過を検討・追跡した。初診時所見としては四肢の拙劣さが7例，ジェスチャーを模倣できない，手の形態を作れない，という意味での観念運動性失行が7例，通常の運動課題に障害をきたす不随意な一肢の異常運動，としての「他人の肢」徴候が4例であった。臨床的な指標としては，レボドパ不応性の一側性パーキンソニズムと四肢の観念運動性失行が挙げられるが，現段階では病理所見が最終的な診断確定の手段である，とも述べられている。

■ CBDの臨床症状

　CBDでは変性の中心部位によって，臨床症状の表現型が異なる。Ikedaによるレビュー[13]では，皮質病変の分布により，前頭頭頂葉群，前頭葉群，側頭葉上部群に分類される。前頭葉，頭頂葉に病変が強い場合（運動前野から中心領域を挟んで上頭頂小葉まで変性がみられる）には，病変と反対側の運動および感覚障害，手の巧緻性障害を呈する。巧緻性障害は肢節運動失行と言い換えることもできるだろう。この群に属する症例数が最も多く，CBDの中心となる群と考えられる。一方，前頭葉に病変が強い場合には前頭葉型ピック病（FTD）のような人格変化や行動障害を呈する。この場合には，半球の非対称性萎縮は必ずしも目立たない。また，シルヴィウス裂周囲に病変が強い場合には，進行性失語を呈する。本例はこの群に含まれるものと思われる。PSPとともにCBDでPNFAがみられる頻度が高いことは，ジョセフスJosephsら[14]が報告している。

　その他，少数ではあるが，後部皮質萎縮症（PCA）の臨床像を示したCBD剖検例も報告されている[15]。

[文献]
1) Lang AE, Riley DE, Bergeron C : Cortical-basal ganglionic degeneration. In : Calne DB (ed) : Neurodegenerative disease. pp877-894, Saunders, Philadelphia, 1994a
2) Rebeiz JJ, Kolodny EH, Richardson EP : Corticodentate nigral degeneration with neuronal achromasia. Arch Neurol 18 : 20-33, 1968
3) Gibb WRG, Luthert PJ, Marsden CD : Corticobasal degeneration. Brain 112 : 1171-1192, 1989
4) Feany MB, Mattice LA, Dickson DW : Neuropathologic overlap of progressive supranuclear palsy, Pick's disease and corticobasal degeneration. J Neuropathol Exp Neurol 55 : 53-67, 1996
5) Gearing M, Olson DA, Watts RL, et al : Progressive supranuclear palsy : Neuropathologic and clinical heterogeneity. Neurology 44 : 1015-1024, 1994
6) Cambier J, Masson M, Dairou R, et al : A parietal form of Pick's disease : clinical and pathological study. Rev Neurol 137 : 33-38, 1981

7) Lang AE, Bergeron C, Pollanen MS, et al : Parietal Pick's disease mimicking cortical-basal ganglionic degeneration. Neurology 44 : 1436-1440, 1994b
8) Dickson DW : Neuropathologic differentiation of progressive supranuclear palsy and corticobasal degeneration. J Neurol 246 (Suppl 2) : II/6-II/15, 1999
9) Boeve BF, Maraganore DM, Parisi JE, et al : Pathologic heterogeneity in clinically diagnosed corticobasal degeneration. Neurology 53 : 795-800, 1999
10) Kompoliti K, Goetz CG, Boeve BF, et al : Clinical presentation and pharmacological therapy in corticobasal degeneration. Arch Neurol 55 : 957-961, 1998
11) Kumar R, Bergeron C, Pollanen MS, et al : Cortical-basal ganglionic degeneration. In : Jankovic J, Tolosa E (eds) : Parkinson's disease and movement disorders, 3rd ed. pp297-316, Williams & Wilkins, Baltimore, 1998
12) Wenning GK, Litvan I, Jankovic J, et al : Natural history and survival of 14 patients with corticobasal degeneration confirmed at postmortem examination. J Neurol Neurosurg Psychiatry 64 : 184-189, 1998
13) Ikeda K : Basic pathology of corticobasal degeneration. Neuropathology 17 : 127-133, 1997
14) Josephs KA, Petersen RC, Knopman DS, et al : Clinicopathologic analysis of frontotemporal dementia and corticobasal degeneration and PSP. Neurology 66 : 41-48, 2006
15) Tang-Wai DF, Josephs KA, Boeve BF, et al : Pathologically confirmed corticobasal degeneration presenting with visuospatial dysfunction. Neurology 61 : 1134-1135, 2003

コラム　CBDとPSPとの病理学的な相違

　CBDとPSPはともに4リピートタウオパチーに属し，FTLDの病理学的背景の一要素となっている．それぞれの診断基準に合致するような典型例では，臨床診断と病理診断が一致することも少なくないが，CBDと臨床診断された症例が病理学的にはPSPであった事例，その逆のパターンの事例も稀ではない[1]．ここに紹介するのは，CBDとPSPがそれぞれ疾患特異的な病理所見を呈し，病理診断は確定し得る，とする最初の報告である．
　臨床的にCBD，PSP，非典型的パーキンソン症候群と診断された30症例を対象に，ガリアス-ブラーク染色で可視化されるアストロサイト封入体

の存否について検討された[2]。

　その結果，1群：アストロサイト斑を認め，房状アストロサイトは認めない群(10例)，2群：房状アストロサイトを認め，アストロサイト斑は認めない群(13例)，3群：アストロサイト斑，房状アストロサイトは認めずに，その他のアストロサイト封入体(棘状アストロサイト)を認めた群(4例)，4群：いずれのアストロサイト封入体もみられなかった群(3例)に分類された。各群の病理診断は1群が全例CBD，2群が全例PSP，3群が全例非典型的，4群が全例病理学的にも診断確定しない症例であった。以上の結果から，CBDではアストロサイト斑，PSPでは房状アストロサイトという疾患特異的な所見がみられることが示された。

［文献］

1) Wakabayashi K, Takahashi H : Pathological heterogeneity in progressive supranuclear palsy and corticobasal degeneration. Neuropathology 24 : 79-86, 2004

2) Komori T, Arai N, Oda M, et al : Astrocytic plaque and tufts of abnormal fibers do not coexist in corticobasal degeneration and progressive supranuclear palsy. Acta Neuropathol 96 : 401-408, 1998

少し長いあとがきに代えて

　長い間経過を見せていただいた患者さんの剖検所見を検討して，その結果に驚かされることは少なくない。全く予想されたものとはかけ離れた病理診断が示されることさえある。これだけ画像診断の発達してきた現在でもしかりである。臨床経過の中でみられたさまざまな症候や検査結果，画像診断を含めて臨床診断をしてきても，この臨床診断が苦し紛れでなく自信を持った臨床診断であっても，剖検による病理診断と一致しないことが少なくない。

■**臨床診断と病理診断**

　神経内科だけでなくすべての疾患について，かつては病理所見から最終診断が導かれることが多かった。つまり臨床診断が「疑い診断」で，病理診断が「確定診断」とされることが多かった。そればかりか臨床診断に病理診断が影響されないように，臨床経過の情報を全く与えられないままに病理診断することが正確な診断につながるとさえ考えられていた。しかし近年，神経症候学や画像診断などの進歩により厳密な意味での臨床診断ができるようになり，疑い診断ではない臨床診断基準ができるようになってきた。

■**神経病理とのかかわり**

　われわれが昭和大学神経内科で神経病理を扱ってきた経過は，私が医師になった30数年前より以前からで，後に亀田総合病院に行かれた真木寿之先生が中心であった。私自身が直接神経病理にかかわったのは，真木先生がご指導いただいていた朝長正徳先生が東京都老人総合研究所（老人研）から東京大学脳研究施設脳病理部門（脳研病理）の教授に就任されて，そこに勉強に行かせていただいた1986年頃から始まる。朝長教授の前任にヒマラヤ登山でも有名な白木博次教授がいらして，医局に山の写真が飾って

あり，私が同じくヒマラヤ登山が趣味で，K2という山から下りてきたばかりであって，それだけの理由で神経病理未経験の私が脳研のスタッフの方に温かく迎え入れていただいた．

脳研で朝長教授の手で多くの昭和大学神経内科（汐田総合病院を含む）症例のブレインカッティングをしていただき，東大の神経疾患カンファレンス（臨床と病理の検討会）でその中のいくつかの症例を検討していただいた．世界で初めてMRIにより生存中に診断し脳梁の症候を詳細に検討したマルキアファーヴァ・ビニャミ病や右後頭葉単独病変により相貌失認を呈した症例など記憶に残るものばかりである．当時，カンファレンスには脳研病理の朝長教授だけでなく神経内科の萬年徹教授や岩田誠先生，井上聖啓先生，長嶋和郎先生，村山繁雄先生など日本の神経学会の中心となる先生方が集まり，極度の緊張の中で臨床経過と病理所見のプレゼンテーションをしたのを記憶している．

1989年秋にエベレストに遠征することになり朝長教授にしばらくお休みをいただくご挨拶にうかがった．ご迷惑をおかけするにもかかわらず笑顔で「塩田君，死なないでくれよ」と温かい言葉をかけていただいた．3か月後に登山を終えて帰国すると朝長教授は膵臓癌で虎の門病院に入院し面会謝絶であり，ほどなく他界された．朝長教授の死去により脳研病理は臨床病理の教室ではなくなってしまったので，朝長教授がお元気だった頃に留学から帰られ脳研病理に助教授として赴任されていた中野今治先生が府中の東京都神経科学総合研究所（神経研）に移られたのを機会に，そこでブレインカッティングや標本作製をお願いして昭和大学神経内科で独自にCPCを開催するようになった．当時の杉田幸二郎昭和大学教授が神経病理を重要視されていたこともあり，中野先生が自治医科大学教授になられてからは，お忙しい中を夜間に時間を割いていただいて昭和大学にご足労いただきブレインカッティングを実施するようになり，多くの医局員がその場に立ち会うことができるようになった．実際に臨床経過を再確認するとともに，肉眼所見を見ながら問題点が絞り込まれるとCPCが待ち遠しく思う医局員も多くなり，神経病理が当たり前のように浸透してきてい

る。その中で本著者である石原健司先生が中野教授のご指導のもとに昭和大学神経内科の神経病理の中心的存在になり，本当の意味で病理所見を取れる医局員が初めて誕生し，教室で経過を見てきた多くの症例が彼の手で臨床症候と神経病理の検討が行われるようになってきた。石原先生は最近では国内留学で神経研の新井信隆先生（『神経病理インデックス』，医学書院の著者）の研究室で研鑽を積み病理学の力量をつけている。今までに脱髄疾患，ALS，パーキンソン病，MSA，CJD，悪性リンパ腫，CBD，PSPなど多くの疾患が扱われてきた。

■認知症関連疾患の診断

　本書で扱っている認知症関連の疾患については臨床診断，病理診断ともこの20年の間の変遷が特に著しい。認知症の代表疾患がアルツハイマー病（AD）とピック病であった時代が長く，その後疾患の考え方が大きく変わってきている。比較的研究が進んでいるはずのADでさえ臨床診断と病理診断が必ずしも一致せず，βアミロイドも疾患そのものの原因たるものなのかその位置づけが確定的ではない。20数年前，東大脳研病理で故朝長教授のもとでアミロイドの血管壁通過に関して電顕の仕事をさせてもらっていたことがある。その当時は，そう遠くない将来にADは克服できるという希望が大きかったが，なかなかそのように進まない現状がある。臨床診断，病理診断が進歩しても，その両者の溝は埋まってこない。

　本書ではその臨床診断，病理診断の変遷の中で理解しておかなければならない最低限の報告を石原先生の抄訳で示してある。今までこの診断に対する議論に参加してなかった方も，また参加していても必ずしも理解しきれていなかった方も，認知症という大きなテーマにこれからかかわっていこうとしている方は熟読することをお勧めする。

■大脳の症候学

　認知症関連の臨床診断の進歩の要素の1つは症候学的診断の確立にある。大脳症状としての運動，体性感覚，視覚，聴覚などの症候は従来から

確立していたが，加えて記憶・記銘障害，行動障害，感情障害や要素的な高次脳機能障害が診断の根拠として明らかにされている．特に要素的な高次脳機能障害の症状としては失書や fluent および non-fluent などと包括される多様な失語症状，肢節運動失行，観念運動性失行，観念性失行など失行症状，視覚的症状を中心とするさまざまな失認症状などがあり，これら大脳高次機能の症候学が確立し病巣との関連が明らかにされ，より詳細な症状の検討がされるようになってきた．

しかしこれらは以前には全く知られていない症候も多かった．一例をお示しすると，26年前のある日，某大学病院の婦長をされていた女性が白内障の手術後に右手の障害が出現し受診された．麻痺でもなく運動失調でもなく感覚障害もない，しかし右手で硬貨がうまくつかめない，ポケットに手を入れると指が引っ掛かってしまう，字を書くときに鉛筆がうまく持てないなど，多彩な症状を訴えた．聞けば大学病院など8か所ほどの大きな医療機関を受診して，診断がつかずにヒステリーという診断までもらって，またそれが医療人としてのプライドが許さなかったようだ．一緒に患者さんを診た河村満先生(現昭和大学神経内科教授)が19世紀末から20世紀初頭にかけて Westphal や Liepmann が報告をした肢節運動失行ではないかと考え，Liepmann の行った検査を忠実に行ってみて確信を深めた．それで当時まだ普及していなかった MRI を撮りに横浜から千葉の放射線医学総合研究所(放医研)まで湾岸高速ができていない時代に何時間もかかって出かけ，Liepmann の示すとおり中心前回に病変があることを確認した．さらにこの中心前回の病変がこの肢節運動失行を発現している確証を得るために体性感覚の研究で世界的に有名であった東邦大学生理学教室の岩村吉晃教授(神経心理学コレクション『タッチ』の著者)を訪ね，局所の症候を検討していただいた．岩村教授の団十郎という名のサルを使って患者さんの病変と同じ部位(中心前回)を麻酔していただいてどのような症候を呈するか見せてもらった．結果は全く患者さんもサルも同じ症状で，岩村教授もわれわれの患者さんを見に来てくださって，「うちの患者(サル)と全く同じ症状だ」とおっしゃった．その年の日本神経科学学会総会

に双方からこの症候を報告した．サルの失行報告は初めてのことだっただろう．その後中心前回，中心後回，中心溝の直下でも同じ症状を呈することがわかり10例を集めて河村先生と『神経研究の進歩』に報告し，肢節運動失行という症候が初めて確立した．このように高次脳機能の1つ1つの症候が本当の意味で確定してきたのは最近のことであり，CT，MRI時代になってからのことである．

　症候学的に理解が進んでいると思われていた記憶障害でさえも，海馬，視床，脳弓などのパペッツの回路の局所病変の症候を診てきて，さらにValensteinの報告と同じ左脳梁膨大後域病変の記憶障害を経験して，右では視覚性記憶障害の症例を予測したが，実際は右脳梁膨大後域病変では道順障害を呈することがわかった．これはわれわれのグループの高橋伸佳先生（神経心理コレクション『街を歩く神経心理学』の著者）が多数例を報告し，今では確立した症候となっている．

　このような症候の多くは汐田総合病院で25年前から月1回今も開催されている汐田神経心理カンファレンスで検討されてきた．初めは河村教授（当時は千葉大神経内科助手）と筆者の2人で始めた勉強会だったが，後に河内十郎東大教授（現名誉教授）や前出の岩村教授など多くの方々がその時代時代に参加していただき，最初は東大の心理にいた石原先生も千葉大医学部を卒業後，立場を変えて参加し，その後の後輩医師たちやPhD，優秀な言語聴覚士など多彩なメンバーで今も欠かさず開催されている．かつては，神経心理学はややもすると特殊な領域と扱われていたが，大脳の症候学として今や救急の場面を含めて欠くことのできない領域になってきた．著書としては河村先生らの手になる「MRI脳部位診断」がほとんどの症候を網羅している．

■神経画像など

　一方でCT，MRI，SPECT，PETなど神経画像により脳神経系の形態や機能を経過の中で捉えることが可能になった．萎縮の始まりや分布を捉えることや萎縮がまだ起こっていない部位での機能低下を見出すことによ

り早期から疾患の経過を追及できるようになってきた。

さらにパーキンソニズムや筋萎縮，心筋 MIBG シンチに示される自律神経の評価といった大脳以外の症候も重要視されてきている。神経筋疾患と認知症疾患が必ずしも線を引いて区別されるものではなくなってきているのが現状である。

■神経病理の進歩

病理診断に関しては本書に詳しい解説があるので詳細は割愛するが，免疫染色により従来の染色では見出しにくかった細胞内封入体や神経突起の変性物が容易に見出せるようになったことが大きい。タウ，αシヌクレイン，ユビキチン，TDP-43 などが使われることによりタウオパチー，シヌクレオパチーなど染色による診断分類もできてきている。免疫染色以外でもガリアス染色などにより神経組織の異常構造物を捉えることが容易となり，診断に寄与している。

■今後の展望

このようにこの 20 年間で病理診断，臨床診断の双方が厳密な形で診断されるようになってきたが，必ずしも病理診断・臨床診断が完全に一致することなく存在するのが現在の到達点である。今後この溝が埋まるのか，あるいは診断の乖離を受け入れながら疾患の解釈ができるようになるのかはまだ予測できない。しかし臨床と病理の乖離が存在する中で各々の診断を受け入れながら医療を展開する必要がある。

現在すべきことは臨床診断の精度を上げることが第一である。特に先にお示しした要素的な高次脳機能障害などを十分に診断できる医師がまだ少ない。最も単純な失書症状を例にとっても字が書けないというだけでなく，左右両手に書字の障害があり，錯書がみられ，写字に障害がないことを確認しなければ純粋失書とは診断されない。診断基準の中に大脳高次機能の症候が重要な位置を占めている以上，これらの症候を正確に捉えることは欠かせない診断技術である。

ケアやリハビリテーションについては臨床診断を基礎にして検討しなければならず，疾患の根治治療については病理診断に基づいていく必要があり，しばらく臨床診断，病理診断の併記が必要な時代が続くかもしれない．

　本書は高次脳機能のエキスパートであった石原先生が神経病理の世界に大きく踏み込んで総合的に疾患を考えながら，河村満昭和大学神経内科教授を中心とした昭和大学神経内科・汐田総合病院の仲間と多数の症例を検討した記録である．1つ1つの症例が，神経症候についても神経病理についても深められていることを知っていただきたい．

2011年4月

塩田純一

和文索引

＊ページ数の後のfは図を表す．

あ

アストロサイト斑　213f
アルツハイマー病（AD）
　——，前頭葉型　38
　——，非特異的な　40
　——，病理診断　202
　——の診断基準　41
　——の病理　35，42，67
アルツハイマー神経原線維変化　10

い

異染性白質ジストロフィー　182
意味性認知症　14，35

う

ヴィック・ダジール束　80
運動ニューロン
　——の変性を伴うFTD，臨床診断　119
運動ニューロン疾患の症例，書字障害がみられた　184

え

エクスナーの書字中枢　193
エディンガー・ウェストファル核　149f
炎症細胞浸潤　77f，140f

か

ガリアス・ブラーク染色　9
下位運動ニューロンの変性，ALS　193
海綿状態　107f
海綿状変化　49，51f
獲得知識の利用障害，PSP　152
嵌入性の誤り　111
緩徐進行性失構音　125
環境依存的な発言　84
考え無精　83

き

筋萎縮性側索硬化症　16，193
　——の症例，認知機能が急速に悪化した　195

く

クリューバー・バレラ染色　8
クロイツフェルト・ヤコブ病
　——，孤発性　112
　——，病理診断　171
　——，臨床診断　106，167
　——の高次脳機能障害　110
　——の認知機能障害　111
　——の分子生物学的分類　113，115
グリオーシス　10，122f
グルモース変性　151f

け

ゲルストマン症候群　36

血管周囲リンパ球浸潤　100,100f,141f
言語機能障害　30
原発性側索硬化症　193

こ

コイル状小体　90f,214f
好塩基性封入体　123f,126
行動障害型 FTD　14,18
後索の変性，病理診断　202
後部皮質萎縮症　35,36
　──の診断基準　41
後方型認知症　181

さ

作話　82
錯語　83

し

ジストニー肢位　144
肢節運動失行　46
思考過程の緩徐化，PSP　152
思考の障害　113
嗜銀顆粒性認知症，病理診断　91
嗜銀性顆粒　89f,91
嗜銀性スレッド　90f,214f
自己身体定位失行　72
時刻表的行動　91
軸索の腫大　180f
上位運動ニューロンの変性，ALS　193
神経原線維変化　149f,201f
　──，ブラークのステージ　11
神経細胞質内封入体　190f
神経細胞脱落　10,122f
神経中間径フィラメント封入体病　20,24
神経フィラメント封入体病　20
神経ベーチェット病の精神症状　142

進行性核上性麻痺
　──，病理診断　150
　──，臨床診断　146
進行性失構音　125,127
進行性失語の診断基準　41
進行性前部弁蓋部症候群　125
進行性皮質巣症状症候群　40
進行性非流暢性失語　14,35
　──，臨床診断　210
新造語　83
人格変化，PSP　152
人工硬膜　165

す

スティール・リチャードソン・オルシェウスキィ症候群　153
錐体外路症状　55

せ

成人発症白質ジストロフィー，病理診断　181
脊髄小脳変性症　144
線維性アストロサイト　99f
　──の増生　169f
線維性グリオーシス　178
全汎型ピック病　126
　──，病理診断　124
前頭側頭型認知症　14,91
　──，臨床診断　138,158
　──の臨床病理学的検討の変遷　15
前頭側頭葉の進行性萎縮がみられた症例　156
前頭側頭葉変性症　14,124
前頭葉機能障害　86
前頭葉皮質損傷　112
前部弁蓋部症候群　130
前方型認知症　181

た・ち

タウオパチー 31,55
立ち去り反応 91
多系統萎縮症 154
大脳皮質基底核変性症
　——,病理診断 215
　——,臨床診断 48
脱抑制的言動(行動) 91
単純ヘルペス脳炎
　——,病理診断 77
　——,臨床診断 75

超皮質性感覚性失語 36

に

ニューロピルの粗鬆化 79f
認知機能障害
　——,CJD 111
　——,PCA と CBS 44
認知症
　——を伴う運動ニューロン疾患,臨床診断 186
　——を伴う筋萎縮性側索硬化症(ALS-D),臨床診断 197
　——を伴うパーキンソン病,臨床診断 66

は

ハチドリ徴候(サイン) 146,155,209
バリント症候群 36
白質ジストロフィーの精神症状 181
発話障害,FTLD でみられる 124
反応性の変動 111

ひ

ピック球 48,49,51f,52f

ピック小体病 16
ピック病 53
　——,頭頂葉型 60
　——,病理診断 53
　——,臨床診断 86
　——の組織所見 53
　——の病因 54
　——の臨床病理 14
皮質下性認知症 152
皮質基底核症候群
　——,AD 病理による 42
　——の診断基準 41
非血管炎性自己免疫性炎症性髄膜脳炎 142
非典型的 FTLD-U 22
肥胖型アストロサイトの増生 78f,170f

ふ

フォア・シャヴァニ・マリー症候群 125,130
ブニナ小体 188f
ブラーク 11
ブレインカッティング 2
プリオンタンパクの沈着 108f,171f
風船状ニューロン 11,48,50f,88f,211f

へ

ヘマトキシリン・エオジン染色 8
ヘモジデリンの沈着 77f
ベッツ細胞の脱落 189f,199f
辺縁系脳炎 100
変異型 CJD 115

ほ

ホルツァー染色 8
ボディアン染色 8
保続 82,112

房状アストロサイト　148f
傍腫瘍性神経症候群
　——，病理診断　98
　——，臨床診断　96

ま

マクロファージの集簇　189f，199f
慢性髄膜脳炎　140

む・め

無動性無言　112

免疫染色　9

ゆ・よ

ユビキチン陽性封入体　21

葉性萎縮例，ピック小体を伴わない
　16

り

リチャードソン症候群　153

れ

レヴィ関連神経突起　158
レヴィ小体
　——，脳幹型　70f，162f
　——，皮質型　69f，160f
レヴィ小体型認知症
　——，病理診断　69，160
　——，臨床診断　132
　——　の診断基準　71

ろ・わ

老人斑　10

忘れっぽさ，PSP　152

欧文索引

A

amyotrophic lateral sclerosis(ALS)　16,193,195,203
── ,病理診断　202
ALS-D　191,197
Alzheimer disease(AD)　35
argyrophilic grain(AG)　91
argyrophilic grain disease(AGD)　91
atypical FTLD-U(aFTLD-U)　22

B

Bálint 症候群　36
ballooned neuron　11
behavioral variant of FTD(bvFTD)　14
Bodian 染色　8
Braak stage　11

C

corticobasal degeneration(CBD)
　── ,病理診断　215
　── ,臨床診断　48
　── の臨床症状　218
corticobasal syndrome
　── ,AD 病理による　42
　── の診断基準　41
Creutzfeldt-Jakob disease(CJD)
　── ,MV2 型　114
　── ,長期経過例　110
　── ,病理診断　171
　── ,臨床診断　106,167
　── の高次脳機能障害　110
　── の認知機能障害　111

D

dementia with Lewy bodies(DLB)
　── ,possible DLB　71
　── ,probable DLB　71
　── ,病理診断　69,160
　── ,臨床診断　132
　── の診断基準　134
　── の通常型　69,134

E

empty basket　97
episodic unresponsiveness　110
Exner の書字中枢　193

F

Foix-Chavany-Marie 症候群　125,130
frontotemporal dementia(FTD)　14,16,91
　── ,AD 病理　42
　── ,行動障害　29
　── ,病理　15,21
　── ,臨床診断　86,138,158
　── の萎縮部位　28
　── の診断基準　41,142
frontotemporal lobar degeneration(FTLD)　14
　── -FUS　22
　── -ni(no inclusion)　26
　── -TDP　191
　── -U　24,29
　── の区分と命名法　23

――の病理　35
――の臨床病理　28
FTD-MND　15
　――，臨床診断　119
　――の萎縮部位　28
FTDP-17　17

G

Gallyas-Braak 染色　9
generalized variant of Pick's disease
　　126
Gerstmann 症候群　36

H

hematoxylin-eosin(HE)染色　8
Holzer 染色　8
humming-bird sign　155

I

interference effects　110
intrusion error　110

K・L

Klüver-Barrera(KB)染色　8

Lewy neurites　158

M

MAPT 遺伝子変異　31
Motor Neurone Disease-inclusion Dementia(MNDID)　16
MV2 型 CJD　115

N

neuroaxonal spheroids　182

neurofibrillary tangel(NFT)　147
　――，globose type　149f
neurofilament inclusion body disease
　　20
neuronal achromasia　11
neuronal intermediate filament inclusion disease(NIFID)　20, 24
NFT dementia　17
non-vasculitic autoimmune inflammatory meningoencephalitis(NAIM)
　　142

P

Papez の回路　80
PES 症候群　59
PGRN 遺伝子変異　30
posterior cortical atrophy(PCA)
　　35, 41
pretangle　89f
primary lateral sclerosis(PLS)　193
profound perseveration　110
progressive apraxia(PAX)　29
progressive non-fluent aphasia
　(PNFA)　14, 35
　――，タウオパチー　31
　――，臨床診断　210
　――の萎縮部位　29
progressive supranuclear palsy(PSP)
　――，病理診断　150
　――，臨床診断　146
　―― -P　153
　――の症状　152, 153
　――の臨床病理学的検討　153

S

semantic dementia(SD)　14, 35
　――の萎縮部位　29
slowly progressive anarthria　125
somatic sprouting　98

spheroid　180f
Steele-Richardson-Olszewski(SRO)
　症候群　153

T

T細胞性悪性リンパ腫　96,98
tangle-only dementia　17

TDP-43　21,24
tuft-shaped astrocyte　148f

U・V

U fiber　178

Vicq d'Azyr束　80

人名索引

A

Albert ML　152
Alladi S　40
Alzheimer　53
Arnould G　125

B

Benson DF　35
Boeve BF　216
Broussolle E　125,127
Brown B　110

C

Cairns NJ　20
Caselli RJ　142
Constantinidis J　54,56
Corsellis JAN　101

D

Davis RR　19
Dickson DW　54

E

Escourolle　58
Exner　193

F

Foix Ch　125
Freeman SH　182

G

Geschwind MD　174
Grisold W　102
Grossman M　39

H

Hallarvorden　53
Hamilton RL　203
Hodges JR　14,18

I

Ikeda K　218
池田研二　16

J

Jackson M　15
Johnson JK　38
Josephs KA　19,20,173,218

K

Kawamura M　55
Kelley BJ　182
Kertesz A　18
Knibb JA　19
Kompoliti K　217
Kozian R　182
Krasnianski A　114
Kumar R　217

L

Lang AE 54, 60, 216
Le Foreistier N 194
Litvan I 151

M

Mackenzie IRA 22
Maslovsky I 102
Munoz-Garcia D 126

N

Neumann M 22
中島雅士 125

O・P

大成　潔 54

Parchi P 113, 115
Pringles CE 193

R・S

Renner JA 37

Santens P 125
Shapiro EG 181
Snowden JS 15, 22, 28, 111
Snyder CH 143
Steele JC 152

T

Tang-Wai DF 37
Tsuchiya K 55

W

Wenning GK 217
Williams DR 153